HANDBÜCHEREI FÜR DAS GESAMTE
KRANKENHAUSWESEN

HERAUSGEGEBEN VON
ADOLF GOTTSTEIN

VI

ERNÄHRUNG · DIÄT-
KÜCHEN · KOSTFORMEN

BEARBEITET VON

L. KUTTNER
K. ISAAC-KRIEGER · D. KWILECKI

MIT 11 ABBILDUNGEN UND 3 TAFELN

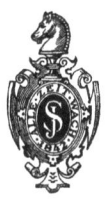

Springer-Verlag Berlin Heidelberg GmbH
1930

ADDITIONAL MATERIAL TO THIS BOOK CAN BE DOWNLOADED FROM HTTP://EXTRAS.SPRINGER.COM

ISBN 978-3-642-89242-4   ISBN 978-3-642-91098-2 (eBook)
DOI 10.1007/978-3-642-91098-2

ALLE RECHTE, INSBESONDERE DAS DER
ÜBERSETZUNG IN FREMDE SPRACHEN, VORBEHALTEN.
COPYRIGHT 1930 BY SPRINGER-VERLAG BERLIN HEIDELBERG
URSPRÜNGLICH ERSCHIENEN BEI JULIUS SPRINGER IN BERLIN 1930
SOFTCOVER REPRINT OF THE HARDCOVER 1ST EDITION 1930

Vorwort.

Im modernen Krankenhauswesen spielt in der Gegenwart die Krankenernährung überhaupt und weiter die in ihrer Bedeutung als Heilmittel an verschiedene Krankheitszustände angepaßte Sonderkost eine hervorragende Rolle. Dieser Aufgabe konnte nur eine Darstellung der gesamten Ernährungslehre und weiter der in der Praxis herausgebildeten Kostformen genügen. Sie erfolgte durch die Darstellung erfahrener Fachmänner in größerem Ausmaße und unter Berücksichtigung aller Teilfragen der Herstellung, Wirkung und besonderen Verwendung.

Berlin, im Dezember 1929.

Der Herausgeber.

Inhaltsverzeichnis.

Krankenernährung und Kostformen. Von Geheimen Sanitätsrat Professor Dr. L. KUTTNER, Berlin und Dr. K. ISAAC-KRIEGER, ehem. Oberarzt der 1. inneren Abteilung des Rudolf-Virchow-Krankenhauses, Berlin 1

A. Krankenernährung 1

Einleitung 1

I. Physiologische und chemische Grundlagen der Ernährung . . 3
Nährstoffe 3. — Vitamine 9. — Wärmewert der Nahrung 11. Kalorienbedarf 14. — Verhältnis der einzelnen Nährstoffe zueinander 16. — Eiweißbedarf 17. — Bedeutung der Zellulose 20. — Ernährung und Verdauung 21. — Sättigungswert der Nahrung 22. — Ausnutzung der Nahrung 24.

II. Die Nahrungsmittel in der Diätlehre 26
Nahrungsmittel aus dem Tierreich 27. — Nahrungsmittel aus dem Pflanzenreich 37. — Gewürze 46. — Die alkaloidhaltigen Genußmittel 47. — Die alkoholhaltigen Genußmittel 48.

B. Kostformen. 49

I. Allgemeine Kostformen 50

II. Probekosten 59

III. Sonder- und Diätkostformen 61
Diät bei Magen- und Darmkrankungen 61. — Diät bei Darmkrankheiten mit Durchfällen 69. — Diät bei chronischer habitueller Obstipation (Verstopfung) 73. — Diätformen bei Zuckerkrankheit 74. — Diät bei Gicht 81. — Diät bei Erkrankungen der Nieren und Kreislauforgane 83. — Diät bei Fettsucht 89. — Diät bei Magerkeit (Überernährung) 92. Gerson-Sauerbruchsche Diät bei Tuberkuloserkrankungen 93. Leberdiät bei perniziöser Anämie 95.

Diätküche. Von Geheimen Sanitätsrat Professor Dr. L. KUTTNER, Berlin und Dr. D. KWILECKI, Oberarzt der 1. inneren Abteilung des Rudolf-Virchow-Krankenhauses, Berlin. (Mit 11 Abbildungen und 3 Tafeln) 99

I. Bedeutung der Diätküche 99

II. Einrichtung von Diätküchen 102

III. Küchenpersonal 113

IV. Arbeitsweise in der Diätküche 118

V. Wirtschaftlichkeit 126

Tafeln der Kochgruppen I—III

Sachverzeichnis 140

Krankenernährung und Kostformen.

Von L. KUTTNER und K. ISAAC-KRIEGER, Berlin.

A. Krankenernährung.

Einleitung.

Die folgenden Kapitel handeln von der *Ernährung im Krankenhaus*, d. h. vor allen Dingen von der Ernährung des *kranken Menschen*. Die Durchführung der Krankenernährung stellt ein Problem dar, dessen Lösung zur restlosen Befriedigung aller daran Beteiligten nur mit großen Schwierigkeiten möglich ist. Kaum ein Gebiet im gesamten Krankenhausbetrieb gibt zu Klagen und Beschwerden so häufig Veranlassung, wie die Beköstigung. Die Ursache liegt in der Hauptsache darin, daß der Kranke — gewöhnt, sich seine Kost nach eigenen Wünschen und Gewohnheiten zu gestalten — im Krankenhaus diese Selbständigkeit im großen und ganzen aufzugeben gezwungen ist und sich darein fügen muß, sich der *allgemeinen* Krankenhausverpflegung oder der für seine spezielle Erkrankung erforderlichen Diät anzupassen. Hierin dem Kranken nach Möglichkeit Erleichterung zu verschaffen, wird jede Krankenhausverwaltung in Gemeinschaft mit den behandelnden Ärzten auf das eifrigste bemüht sein. Hierzu gehört eine Organisation des Küchenbetriebes von höchster Elastizität.

Aber unter keinen Umständen darf die Rücksicht auf die Neigungen der Kranken — seine Beköstigung betreffend — zu weit gehen; denn daran ist entschieden festzuhalten, daß die richtige Ernährung der Kranken eine der wichtigsten *therapeutischen Maßnahmen* darstellt. Tatsächlich hat das Gebiet der *Ernährungstherapie* in den letzten Jahrzehnten durch die wissenschaftliche Forschung einen erheblichen Antrieb und festere Grundlagen erhalten. Schon vor dem Weltkriege hatte man begonnen, die wissenschaftlichen Erkenntnisse auf dem Gebiet einer richtigen Krankenernährung auch in dem Betriebe großer Krankenhäuser durch organisatorische Maßnahmen für die praktische Durchführung voll nutzbar zu machen. Die ersten Anfänge wurden nur unterbrochen durch die lange Periode des Krieges und der Nachkriegszeit, wo die Ernährung der Kranken im Krankenhause nur unter den größten Schwierigkeiten durchzuführen, nicht aber an ein — der wissenschaftlichen Forschung und den berechtigten ärztlichen Ansprüchen entsprechendes — *therapeutisch-diätetisches* Vorgehen zu denken war. Losgelöst von diesen Hemmungen des Krieges und der Nachkriegszeit, gewinnt die diätetische Behandlung kranker Menschen von Jahr zu Jahr an Bedeutung. Die Fragen der Ernährungstherapie im Krankenhaus und die Organisation derselben stehen augenblicklich im Stadium stärksten Aufschwungs. Es besteht kein Zweifel, daß wir hier an den meisten Anstalten noch ganz im Beginn sind, und daß alle damit im Zusammenhang stehenden Punkte in der kommenden Zeit noch weit größeren Umfang annehmen werden. Damit steigen die Aufgaben, die der Beköstigungsbetrieb im Krankenhaus zu leisten hat, ständig an. Wichtige organisatorische Umänderungen sind bereits im Gange oder eingeleitet. Die Frage der Diätküche, der die ernährungstherapeutischen Aufgaben zugewiesen werden, steht bei diesen organisatorischen Neubildungen im Brennpunkt des Interesses. Von der richtigen Einrichtung einer Diätküche hängt fast alles ab. Deshalb wird dieser Frage ein besonderes Kapitel gewidmet werden.

Um aber eine Ernährung im Krankenhause überhaupt durchzuführen, die den heute geltenden Auffassungen der Wissenschaft gerecht wird, müssen alle, die organisatorisch an dieser Aufgabe beteiligt sind, die Grundlagen der Ernährungslehre beherrschen. Nur wer mit vollem Verständnis für die gesamten Fragen der Ernährungslehre an die Aufgabe herangeht, wird die Forderungen, die von ärztlicher Seite an die Krankenhausküche gestellt werden müssen, erfüllen können. Über die organisatorischen Fragen wird leichter und ohne besondere Schwierigkeiten ein Einvernehmen zu erzielen sein. Bei dem sehr verschiedenartig zusammengesetzten Kreis der Personen aber, die im Küchenbetrieb beschäftigt sind, können Differenzen nur vermieden werden, wenn alle von dem Geiste und der Absicht durchdrungen sind, daß die wissenschaftlichen Forderungen der Ernährungslehre und die ernährungstherapeutischen Forderungen der Ärzte erfüllt werden müssen. Nur bei inniger Zusammenarbeit zwischen Arzt, Verwaltung und Küche wird sich ein reibungsloses und für den Kranken ersprießliches Zusammenarbeiten ermöglichen lassen. Um die Grundlage zu schaffen, auf der diese gemeinsame Arbeit basiert, müssen deshalb zuerst die wichtigsten Punkte der menschlichen Ernährung, soweit sie für die Krankenkost und die Ernährungstherapie im Krankenhaus notwendig sind, dargelegt werden.

I. Physiologische und chemische Grundlagen der Ernährung.

1. Nährstoffe.

Die Ernährung dient zur Erhaltung des Lebens und der Lebensvorgänge. Zu diesem Zwecke müssen dem menschlichen Organismus stets von neuem ganz bestimmte Stoffe zugeführt werden. Denn die Vorgänge des Lebens gehen mit einem Stoffverbrauch einher. Wir erkennen diesen Stoffverbrauch z. B. im Hungerzustand, der mit einer Abnahme des Körpergewichts und schließlich mit einem Nachlassen der Lebensvorgänge einhergeht. Die für die Erhaltung des Lebens notwendigen Stoffe, die wir durch die Ernährung unserem Organismus zuführen, werden ganz allgemein *Nährstoffe* genannt. Sie werden im Körper unter Aufnahme von Sauerstoff verbrannt und erzeugen durch die bei diesen chemischen Umsetzungen vor sich gehenden Prozesse Wärme. Sie vermitteln dem Körper ferner die Fähigkeit, Arbeit zu leisten und ermöglichen den Ersatz von Körpermaterial, und im wachsenden Organismus den Ansatz von neuem Material. Ein kleinerer Teil der zugeführten Nährstoffe wird ferner dazu verwandt, den Mechanismus der Körperfunktionen zu erhalten. Die Zelltätigkeit, der Blutkreislauf, die Atmung, die Erhaltung der Körperwärme erfordern zu ihrer Aufrechterhaltung allein ein gewisses Maß von Nährmaterial.

Nährstoffe im weiteren Sinne sind alle *die* Stoffe, die dem Körper als Ersatz für das verbrauchte Material durch die Ernährung zugeführt werden. Träger der Nährstoffe sind die Nahrungsmittel. Wir unterscheiden *anorganische* und *organische Nährstoffe*. Die *anorganischen* sind *Wasser* und *Salze*. Sie stellen keine verbrennbaren chemischen Verbindungen dar und kommen deshalb als Energiespender nicht in Frage. Ihre Bedeutung für den Ablauf der gesamten Lebensvorgänge ist deshalb aber nicht minder groß. Denn die Vielheit der chemischen und chemisch-physikalischen Vorgänge im Organismus und den Bausteinen des Organismus, den Zellen, ist ohne diese anorganischen Bestandteile nicht möglich. Der stete Verbrauch und die dauernde Ausscheidung bei den Lebensprozessen macht auch die dauernde Zufuhr von Wasser und Salzen notwendig.

Organische Nährstoffe sind: *Kohlehydrate*, *Fette* und die *Eiweißverbindungen*. Das sind die chemischen Körper, die die Fähigkeit besitzen, im Körper unter Aufnahme von Sauerstoff zu verbrennen. Sie sind die eigentlichen *Energiespender*. Sie werden auch als *Nährstoffe im engeren Sinne* bezeichnet. Unter ihnen nimmt das

Eiweiß eine Sonderstellung ein. Es ist der Nährstoff, der *Stickstoff* (N) enthält, während Kohlehydrate und Fette stickstoffreie Nährstoffe sind.

Schließlich sind noch die *Vitamine* den Nährstoffen beizurechnen. Denn ohne Vitamine ist ein Ablauf der Ernährungsvorgänge nicht denkbar.

Um einen Überblick über den chemischen Aufbau der Nährstoffe zu gewinnen, werden zuerst die organischen Nährstoffe besprochen.

Die **Kohlehydrate** oder *Zucker* stellen eine Gruppe von chemischen Verbindungen dar, die aus Kohlenstoff, Wasserstoff und Sauerstoff zusammengesetzt sind. In der Ernährungslehre wird der Begriff Kohlehydrate gleich Zucker gesetzt, obgleich das vom chemischen Standpunkt aus nicht völlig richtig ist. Aus der großen Reihe der Kohlehydrate kommt für die Ernährung nur eine beschränkte Anzahl als wesentlich in Frage. Vor allem ist es die Gruppe der Zucker mit 6 Kohlestoffatomen.

Hierzu gehört der *Traubenzucker* (Glukose, Dextrose). Er findet sich in den Früchten und im Honig. Vom chemischen Gesichtspunkt ist er aber von besonderer Bedeutung, weil sämtliche dem Organismus zugeführten Kohlehydrate bei der Zerlegung im Verdauungskanal zu Traubenzucker umgewandelt werden. Die Aufsaugung durch den Organismus ist erst möglich, wenn dieser Prozeß der chemischen Umwandlung zu Traubenzucker durchgeführt worden ist.

Der *Fruchtzucker* (Fructose, Laevulose) findet sich, wie schon sein Name andeutet, besonders in den Früchten und zwar dort gewöhnlich in Gemeinschaft mit dem Traubenzucker.

Zu den *Doppelzuckern* (Disacchariden) gehört der *Rohrzucker* (Saccharose). Er besteht aus je einem Molekül Traubenzucker und Fruchtzucker. Für die menschliche Ernährung ist er der wichtigste Zucker, kommt in vielen Pflanzen vor und wird aus der Zuckerrübe und dem Zuckerrohr rein dargestellt. Bei der Spaltung durch die Verdauung zerfällt der Rohrzucker in seine Bestandteile: Traubenzucker und Fruchtzucker.

Der *Milchzucker* (Lactose) ist der einzige Zucker in der menschlichen Ernährung, der nicht pflanzlicher Herkunft ist. Wie sein Name sagt, findet er sich in der Milch. Er besteht aus einem Molekül Traubenzucker und einem Molekül Galactose.

Der *Malzzucker* (Maltose) besteht aus zwei Molekülen Dextrose.

Von höchster Bedeutung ist ferner die *Stärke*, die aus einer ganzen Kette von Traubenzuckermolekülen zusammengesetzt ist. Die Pflanze vermag aus Kohlensäure und Wasser unter Zuhilfenahme des Blattgrüns und der Sonnenwirkung Stärke aufzubauen. Dieser Vorgang des Aufbaus in der Pflanze stellt ungefähr den umgekehrten Vorgang des Abbaus dar, den die Stärke später im menschlichen Organismus durchmacht; denn durch die Verdauungsvorgänge und die Lebensvorgänge in den Zellen wird schließlich aus der Stärke wieder unter Freiwerden der in ihr gespeicherten Energie Kohlensäure und Wasser gebildet, die den Organismus als Endprodukt verlassen.

Die Stärke stellt für die Pflanze einen Reservestoff dar. Sie findet sich in den Getreidekörnern, den Kartoffeln und vielen anderen Knollengewächsen, in den Wurzeln und manchen Früchten. Die Stärke als solche ist für den menschlichen Organismus nicht brauchbar. Sie muß ebenso wie die Doppelzucker erst gespalten werden. Dieser Spaltungsprozeß führt über verschiedene Zwischenstufen zum Traubenzucker. Die Zerlegung wird von den Verdauungssäften vollführt. Aber auch in den Pflanzen selbst sind Fermente enthalten, die Stärke zu spalten vermögen. So wird z. B. in der keimenden Gerste ein Ferment gebildet, das Stärke in Malzzucker überführt.

Zu den Kohlehydraten ist ferner die *Zellulose* zu rechnen, die für den Menschen als Nährstoff zwar weniger von Bedeutung ist, da der menschliche Organismus keine Möglichkeit besitzt, die Zellulose in ihre Bausteine zu zerlegen, so wie er es mit den bisher erwähnten Kohlehydraten zu tun imstande ist. Und doch spielt die Zellulose für die Frage der Ernährungslehre und vor allem für die Diätetik eine besondere Rolle, worauf wir später noch zurückkommen werden. Die Zellulose ist der Hauptbestandteil der pflanzlichen Zellhüllen.

Die **Fette** bestehen chemisch aus zwei Bestandteilen und zwar aus Glyzerin und Fettsäuren. Von den Fettsäuren gibt es eine große Zahl. Bei den Fetten der Nahrungsmittel spielen vor allen Dingen drei Fettsäuren eine Rolle: die Palmitin-, die Stearin- und die Ölsäure. Die Fette unserer Nahrungsmittel entstammen zum Teil dem Pflanzen-, zum Teil dem Tierreich. Chemisch bilden sie keine einheitlichen Verbindungen, sondern sind ein Gemenge aus den erwähnten Verbindungen des Glyzerins mit den verschiedenen Fettsäuren. Überwiegen die Produkte der Palmitin- und Stearinsäure, so haben die Fette eine festere Beschaffenheit, ist mehr Ölsäure vorhanden, so sind die Fette mehr oder weniger weich bis flüssig. Die reinen Fette sind geruch- und geschmacklos. Bilden sich durch irgendwelche besonderen Vorgänge in den Fetten freie Fettsäuren, so sprechen wir von dem Ranzigwerden der Fette. Der menschliche Organismus vermag die Fette durch besondere fermentative Prozesse im Magen-Darmkanal in Glyzerin und Fettsäure zu zerlegen. Bei diesen Vorgängen spielt neben dem Ferment, das von der Bauchspeicheldrüse geliefert wird, die Galle eine Rolle. Nach der Spaltung in Glyzerin und freie Fettsäure baut sich dann der Organismus wieder seine Fette dadurch auf, daß von neuem Glyzerin mit Fettsäure gekuppelt wird.

Die **Eiweißkörper** stellen chemisch wesentlich schwierigere Verbindungen dar, als die Kohlehydrate und die Fette. Die gesamten chemischen Fragen der Eiweißverbindungen sind keineswegs gelöst; jedoch ist in den letzten Jahrzehnten so viel erreicht worden, daß wir von dem Wesen dieser Körper, die für das Leben aller tierischen Organismen von überragender Bedeutung sind, eine manchmal bis in die tiefste Einzelheit gehende Vorstellung bereits besitzen. Ohne Eiweißkörper gibt es keine Lebensvorgänge. Denn sie sind im Gegensatz zu den Fetten und Kohlehydraten stickstoffhaltig. Ferner enthalten sie Kohlenstoff, Wasserstoff und Sauerstoff. Daneben sind Schwefel, Phosphor, Jod, Eisen und andere Salze in manchen Eiweißen vorhanden. Die Eiweiße, die auch unter dem Begriff der *Proteine* zusammengefaßt werden, bestehen aus einem Gerüst von Bausteinen, die in verschiedener Menge und Zusammenstellung den Aufbau bewerkstelligen. Dieses Gerüst sind die *Aminosäuren*, von denen etwa 20 bisher bekannt sind. Diese einzelnen Aminosäuren können sich in den verschiedensten Gruppierungen zusammenlegen. Je nach der Zahl der einzelnen Aminosäuren, die zum Aufbau eines Eiweißes verwandt werden, je nach der Bindung der Aminosäuren untereinander, nach der Lage derselben im chemischen Molekül, ergibt sich die Möglichkeit zur Bildung einer zahlenmäßig nicht festlegbaren Anzahl von Proteinen. Der Gesamtgehalt an Stickstoff in den Proteinen beträgt im Durchschnitt etwa 16%. Diese Zahl ist für die Ernährungslehre von besonderer Bedeutung. Wenn man bestimmen will, wieviel Proteine in einem Nahrungsmittel enthalten sind, wird bei der chemischen Untersuchung ausschließlich der Stickstoffgehalt bestimmt, und aus der gefundenen Größe wird dann die Menge der Proteine berechnet, indem man den Stickstoffgehalt mit $100:16$ gleich $6,25$ multipliziert.

Für die Ernährung sind nicht alle Proteine von gleicher Bedeutung. Je nach dem Gehalt an den verschiedenen Aminosäuren können sie zum Aufbau der lebenden Substanz genügen oder minderwertig sein. Wir nennen die Eiweißkörper, die die für den Aufbau notwendigen Aminosäuren enthalten, *biologisch vollwertige* Eiweiße, und die, bei denen eine für den Aufbau der Körpersubstanz notwendige Gruppe fehlt, *biologisch minderwertige* Eiweiße.

Im allgemeinen sind die Eiweiße tierischer Herkunft vollwertig; viele pflanzliche Proteine sind nicht vollwertig.

Die mit der Nahrung zugeführten Proteine werden im menschlichen Magen-Darmkanal durch bestimmte Fermente zerlegt und zwar erfolgt der Abbau bis zu den Aminosäuren. Aus diesen Grundbausteinen der Eiweiße bildet dann der menschliche Organismus die für ihn notwendigen Eiweiße erneut auf. Die bei dem Eiweiß-Stoffwechsel sich bildenden Produkte werden im Urin und im Kot, in letzterem nur zum kleineren Teile, ausgeschieden. Sie erscheinen im wesentlichen als Harnstoff und Ammoniak.

Die Proteine sind für den Organismus von zwei Gesichtspunkten aus notwendig: Sie sind erstens Energiespender, zweitens aber ergänzen sie den bei den Lebensvorgängen stets vor sich gehenden Verlust an Organeiweiß. Die Proteine, die für die menschliche Ernährung in Frage kommen, entstammen sowohl dem Tier-, wie dem Pflanzenreich. Eine genaue und vollständige Übersicht und Einteilung der Proteine zu geben, erübrigt sich in dieser Besprechung. Es sollen nur die für die Ernährung wichtigsten Gruppen angegeben werden, soweit sie auch zum Verständnis der weiteren Besprechung notwendig sind:

Einfache Proteine.

Albumine: Serumalbumin, Eieralbumin (Eiweiß), Milchalbumin.

Globuline: Serumglobulin, Blutfaserstoff; in Pflanzen.

Zusammengesetze Proteine oder Proteide.

Phosphorproteine: Casein der Milch, Vitellin des Eigelbs.

Die *Nucleoproteine* finden sich in den Kernen der Zellen. Sie nehmen eine besondere Stellung in der Diätlehre ein, da sie neben dem Albumin das Nuclein enthalten, das für den Harnsäurestoffwechsel den Ausgangspunkt darstellt, denn das Nuclein besteht aus Albumin- und Nucleinsäure, die Nucleinsäure wieder aus Phosphorsäure und Purinbasen.

Die **Salze** oder **Mineralstoffe** sind für die menschliche Ernährung ebenso wichtig wie die bisher besprochenen Brennstoffe, obgleich sie zur Bildung von Energie nicht in Frage kommen. Im allgemeinen finden sich bei einer gemischten Ernährung Salze in genügender Menge in der Nahrung, da sie sowohl in den pflanzlichen, wie in den tierischen Nahrungsmitteln enthalten sind. Die für den Körper *notwendigen Salze* sind: Kalium, Natrium, Calcium, Magnesium, Eisen, Phosphor, Schwefel, Chlor, Jod und in geringerer Menge Aluminium, Silicium, Bor und Mangan. Sie bilden einen beständigen Bestandteil der Zellen, der Körperflüssigkeiten und der Knochenknorpelsubstanz des Körpers. Sie spielen ferner eine große Rolle bei dem Austausch der Stoffe von und zu der Zelle. Im großen und ganzen sind wir über die Menge der notwendigen Salze und auch über das Verhältnis der einzelnen Salze untereinander wesentlich weniger unterrichtet, als über die Bedürfnisse des Körpers an Nährstoffen. Eine besondere Bedeutung hat in den letzten Jahrzehnten die Frage der Salze *basischen* und *sauren* Charakters gewonnen. Als *Basenionen* sind zu betrachten: Calcium, Natrium, Kalium, Magnesium; als *Säureionen:* Chlor, Phosphor und Schwefel. Basenionen und Säureionen müssen in einem bestimmten Verhältnis im Organismus zueinander stehen. Durch Störungen in diesem Verhältnis kann es zu krankhaften Erscheinungen kommen. Von einigen Seiten wird angenommen, daß durch die Art der Ernährung im Organismus ein Basen- oder Säureüberschuß zustande kommt, der ursächlich für krankhafte Erscheinungen angesehen wird. Die Fragen dieses Gebietes sind aber noch in keiner Weise geklärt und sehr umstritten. Nahrungsmittel mit *Säureüberschuß* sind: Fleisch, Fette, Eier, Getreide, Hülsenfrüchte, Käse. Nahrungsmittel mit *Basenüberschuß* sind: Milch, Knollengewächse, Wurzeln, Stengel, Blätter, Früchte, Zucker.

Das Kochsalz (Chlornatrium) ist das einzige Salz, das wir der Nahrung zusetzen müssen, da es in den Nahrungsmitteln nicht in genügender Menge vorhanden ist; jedoch wird im allgemeinen nicht die gesamte Kochsalzmenge, die wir der Kost beifügen, vom Körper benötigt. Ein nicht geringer Teil wird wieder ausgeschieden, so daß das Kochsalz auch als ein Genußmittel zu betrachten ist. Die notwendige Menge wird im Organismus bei der Bildung des Magensaftes und des Saftes der Bauchspeicheldrüse verwandt. Kochsalz findet sich ferner im Schweiß und in der Tränenflüssigkeit. Bei Mangel an Kochsalz leidet der Appetit. Der tägliche Bedarf an Kochsalz schwankt etwa zwischen 10—20 g, von denen aber etwa nur die Hälfte als für den Körper notwendig anzusehen ist.

Kalk, Calcium, findet sich in genügender Menge in den Nahrungsmitteln, vor allen Dingen in der Milch und im Käse.

Auch *Eisen* wird bei unserer üblichen Ernährung in ausreichender Menge dem Körper zugeführt.

Wasser ist als Lösungsmittel für die Nährstoffe und die Salze sowie die Vorgänge des Zellaustausches eine unbedingte Notwendigkeit. Etwa 60% des Gesamtorganismus besteht aus Wasser. Bei den Lebensvorgängen geht Wasser dauernd in Verlust und zwar erfolgt die Ausscheidung durch die Nieren im Urin, durch die Lungen mit der Atmungsluft und durch den Schweiß. Die durchschnittlich notwendige Flüssigkeitsmenge beträgt pro Tag beim Erwachsenen etwa 2 Liter. Davon ist je nach der Art der

Ernährung ein Drittel bis die Hälfte in den Nahrungsmitteln selbst enthalten.

2. Vitamine.

Die Frage der *Vitamine* ist in den letzten Jahren viel besprochen worden und ist ganz in den Vordergrund des Interesses getreten. So neu die Erkenntnisse sind, die die Forschung der letzten Jahre gebracht hat und fortwährend bringt, so sehr wir auch noch in der Entwicklung der Frage stehen, so läßt sich doch heute bereits sagen, daß unsere gesamte Anschauung über die Ernährungslehre durch die Frage der Vitamine in einem anderen Licht erscheint. Wir haben erkannt, daß es nicht möglich ist, die Ernährung des Menschen ausschließlich von dem Gesichtspunkt der Nährstoffmenge zu betrachten. Wir wissen vielmehr, daß daneben Stoffe notwendig sind, ohne die eine ausreichende Ernährung nicht durchzuführen ist. Die *chemische Zusammensetzung* der Vitamine ist noch fast völlig in Dunkel gehüllt. Hier sind erst Anfänge, die die Forschungen der allerletzten Jahre gebracht haben. Wir wissen, daß die Vitamine *nicht* zu den *Energiespendern* zu rechnen sind, daß aber ohne sie die Nährstoffe nicht zur vollen Wirkung im Organismus gelangen. Weil sie also die Nährstoffe ergänzen, heißen sie auch Ergänzungsstoffe oder akzessorische Nährstoffe. Ihr Fehlen in der Nahrung führt zu bedrohlichen Krankheitszuständen. Das war auch der Weg, auf dem es dazu kam, ihr Vorhandensein zu erkennen und ihre Wirkung zu studieren. Ebenso wie ihr *Mangel* genügt, *Krankheiten* zu erzeugen, ebenso genügen kleine Mengen von Vitaminen, um die Störungen, die durch Vitaminmangel entstehen, zu beseitigen. Die durch das Fehlen der Vitamine erzeugten Krankheiten heißen *Mangelkrankheiten* oder *Avitaminosen*.

Im allgemeinen unterscheidet man heute vier Gruppen von Vitaminen: *Das Vitamin A, B, C und D.*

Vitamin A oder fettlösliches Vitamin *A* ist in Fett löslich, ferner in Alkohol und Äther. Gegen Erhitzen ist es nur dann beständig, wenn das Erhitzen unter Ausschluß von Sauerstoff durchgeführt wird. Bei den gewöhnlichen Methoden der Zubereitung der Nahrungsmittel wird es aber in stärkerem Maße zerstört. Es findet sich vor allem im Milchfett, Eigelb, im Lebertran, in tierischen Fetten, in grünem Gemüse, besonders im Spinat, in Tomaten und Karotten. In der Butter ist die Menge des Vitamins A abhängig von der Art der Ernährung der Kuh. Bei Ernährung mit Grünfutter ist es reichlich, bei Ernährung mit Trockenfutter weniger reichlich vorhanden. Daraus geht hervor, daß das Vitamin A — und das gilt für sämtliche Vitamine — nicht im tierischen

Organismus gebildet wird, sondern, daß es mit der Nahrung aus dem Pflanzenreich in den tierischen Organismus übergeht.

Das *Vitamin B* ist wasserlöslich. Es ist gegen Kochen im allgemeinen widerstandfähiger als das Vitamin A. Durch Trocknen und Pökeln der Nahrungsmittel wird es zerstört. Es findet sich weitverbreitet in pflanzlichen Nahrungsmitteln, z. B. in Hefe, Getreide, Gemüsen, Obst, aber auch in Milch, Fleisch und Eiern. Bei den Getreidekörnern ist es fast ausschließlich in den Randteilen des Kornes, dicht unter der Hülle vorhanden. Es geht beim Mahlprozeß sowie beim Schälen oder Polieren des Reis in Verlust.

Das *Vitamin C* ist in Wasser und Alkohol löslich. Es ist ausgezeichnet durch eine sehr starke Empfindlichkeit gegen Kochen, ja schon beim Trocknen oder beim längeren Lagern von Nahrungsmitteln wird es in seiner Wirkung schnell und fast völlig zerstört. Es ist in fast allen Gemüsen, in der Kartoffel, in Knollengewächsen, in der Milch und im Eigelb vorhanden.

Das *Vitamin D* wurde erst neuerdings als besonderes Vitamin abgegrenzt. Bisher wurde es zum Vitamin A gerechnet. Es ist fettlöslich, unempfindlich gegen Oxydation und findet sich im Lebertran, Eigelb, in der Milch und im grünen Gemüse.

Wenn wir die *Wirkung der Vitamine* betrachten, so ist allen gemeinsam eine wachstumsfördernde Wirkung. Werden Tiere mit einem Nahrungsgemisch ernährt, das ohne Vitamine ist, so stellen sich alsbald Störungen des Wachstums ein, die Tiere verkümmern. Erst nach Zufuhr von vitaminhaltiger Kost werden, wenn die Störung noch nicht zu weit vorgeschritten ist, der normale Wachstumsvorgang und Körperansatz erzielt.

Daneben haben die einzelnen Vitamine noch *besondere Wirkungen*. *Mangel an Vitamin A* erzeugt eine Erkrankung der *Augenbindehaut* und der *Hornhaut* des Auges.

Mangel an Vitamin B führt zu einer Erkrankung, die *Beri-Beri* genannt wird. Es ist dies eine mit erheblicher Störung des Stoffwechsels einhergehende Erkrankung der Nerven mit Lähmungserscheinungen. Sie wurde in Ostasien zuerst beobachtet, wo eine ausschließliche Ernährung mit Reis zur Gewohnheit gehört. Bei dem Schälen des Reis wird, wie erwähnt, das Vitamin entfernt und so eine vitaminarme Kost geschaffen. Die Erforschung dieser Erkrankung war der Ausgangspunkt für die Erkennung der Vitamine überhaupt.

Mangel an Vitamin C erzeugt *Skorbut*, eine Erkrankung, die mit starken Blutungen aus den Mund- und anderen Schleimhäuten und mit Blutungen unter die Haut einhergeht. Sie war die alte Geisel der Seefahrer des Mittelalters und der Kriege, wo lange Zeit hindurch Mangel an frischen Nahrungsmitteln herrschte und ausschließlich mit getrockneten Nahrungsmitteln ernährt wurde. Bei Skorbut genügen schon geringe Mengen von frischen Nahrungsmitteln, von grünem Gemüse oder Zitronensaft, um die Krankheitserscheinungen zum Schwinden zu bringen. Wir kennen auch eine Erkrankung des *Säuglingsalters*, die dem Skorbut gleichzustellen ist, die *Möller-Barlowsche Erkrankung*, die dadurch zustande kommt, daß die Säuglingsernährung einseitig mit sterilisierter Milch vorgenommen wird.

Vor kurzem ist es gelungen, aus einem chemischen Körper, *Ergosterin*, durch Bestrahlung mit ultraviolettem Licht einen dem Vitamin D an Wirkung gleichen Stoff zu bilden, den wir als synthetisches Vitamin D bezeichnen. Es geht daraus hervor, daß die Sonnenstrahlung, die reich an ultravioletten Strahlen ist, mit der Vitaminbildung in innigem Zusammenhang steht. Das erklärt auch die Wirkung der künstlichen Höhensonne für die Heilung der Rachitis. Wahrscheinlicherweise vermag der Organismus aus dem in ihm enthaltenen Ergosterin unter der Wirkung der ultravioletten Strahlen Vitamine zu bilden. Es erklärt ferner die Bedeutung der Sonne und der gesunden Wohnungen für die Bekämpfung der Rachitis.

Die Frage der Vitaminzufuhr ist, wie aus dem Mitgeteilten hervorgeht, für die Ernährung von grundlegender Bedeutung. Wird eine gemischte Kost genossen, die genügend Milch oder Milchfett, Gemüse und Obst enthält, so wird dadurch der Vitaminbedarf hinreichend gedeckt. Gefahr für einen Vitaminmangel besteht dann nicht.

3. Wärmewert der Nahrung.

Nachdem die einzelnen für die Ernährung notwendigen Nährstoffe besprochen sind, muß nunmehr festgestellt werden, mit Hilfe welchen Maßes wir die Menge der Nährstoffe, die der menschliche Körper zu seiner Erhaltung bedarf, bestimmen können.

Bei den Lebensvorgängen des Organismus geht ein dauernder Verlust der einzelnen Nährstoffe vor sich. 1. Wasser wird durch die Lungen bei der Atmung, durch die Haut (Schweiß), durch die Nieren (Urin) und in kleinerer Menge durch den Kot ausgeschieden. 2. Salze werden im Urin, im Kot und im Schweiß ausgeschieden. 3. Die eigentlichen Energiespender (Eiweiß, Fette und Kohlehydrate) machen im Organismus einen vollständigen Verbrennungsprozeß durch, d. h. sie werden unter Aufnahme von Sauerstoff zerlegt (Oxydation) und bilden bei diesem Vorgang Wärme. Die in ihnen aufgespeicherte Energie wird ohne Verlust, nach dem Gesetz der Erhaltung der Energie, vom Körper in Wärme und Arbeit umgesetzt. Der Kohlenstoff dieser Körper wird in einer Form, die keine brennbare Energie mehr enthält, als Kohlensäure durch die Atmung aus dem Körper ausgeschieden. Die notwendige Menge Sauerstoff wird durch die Atmung dem Körper zugeführt. Wasserstoff wird zu Wasser. Der Stickstoff der Eiweißkörper findet sich als Harnstoff und Ammoniak zum größten Teil im Urin, zu einem kleineren Teil im Stuhl. Da bei allen diesen Umsetzungsprozessen Wärme entsteht, haben wir, wenn wir diese Wärmemenge messen können, einen Anhaltspunkt für das, was im Körper vor sich geht. Das physikalische Maß der Wärme ist die *Kalorie*. Wir verstehen darunter die Wärmemenge, die nötig ist, um 1 kg Wasser um 1 Grad C zu erwärmen (1 große Cal. oder Kg-Cal.). Um den Wärmewert eines Stoffes zu bestimmen, besitzen wir ein besonderes Instrument, das *Kalorimeter*. Durch dieses Meßinstrument sind wir befähigt, den gesamten Brennwert einer bestimmten Menge von zugeführter Nahrung ihrem Kalorienwert nach zu bestimmen.

Da auf der einen Seite die Nährstoffe die für die Lebensvorgänge notwendige Wärmemenge liefern und wir auf der anderen Seite den Verbrennungswert der Nährstoffe zu bestimmen in der Lage sind, so können wir den *Nährstoffbedarf* des Organismus nach *Wärmeeinheiten* festlegen. Wir sprechen unter diesen Gesichtspunkten von dem *Kalorienbedarf* des Organismus. Dieses Maß, den Nährstoffbedarf durch den Kalorienwert zu bestimmen, ist in der Ernährungslehre eine absolute Grundlage geworden. Jedoch muß hierbei erwähnt werden, daß nicht ausschließlich nach diesem Gesichtspunkte die Zusammenstellung der Ernährung erfolgen darf; *denn Wärmewert der Nahrung* und *Nährwert der Nahrung sind zwei Begriffe, die nicht absolut übereinstimmen.* Der Begriff Nährwert muß dem Begriff Wärmewert übergeordnet werden. Wir haben bereits gesehen, daß neben dem Brennwert andere notwendige Ergänzungen bei der Ernährung eine mindestens ebenso bedeutungsvolle Rolle spielen. Es ist zu erinnern an die Vitamine und den Mineralstoffbedarf. Auch die zugeführte Gesamtmenge der einzelnen eigentlichen Energiespender und ihr Verhältnis untereinander muß stets Berücksichtigung finden. Es ist also von vornherein daran festzuhalten, daß eine Nahrung zwar kalorisch hinreichend sein kann, ohne daß sie deshalb ihrer gesamten Zusammensetzung nach allen Anforderungen zu entsprechen braucht, die wir heute zu stellen verpflichtet sind.

Für den praktischen Gebrauch wäre es nun zu umständlich, bei einer Zusammenstellung des Nährstoffbedarfs den jeweiligen

Kaloriengehalt eines Nahrungsmittels oder der Summe der Nahrungsmittel stets von neuem zu bestimmen. Wir können ihn aber errechnen, wenn wir wissen, *wieviel Kalorien 1 g Fett, Eiweiß oder Kohlehydrate im Organismus durch ihre Verbrennung bilden und wieviel jedes Nahrungsmittel an den drei Nährstoffen enthält*. Wir brauchen dann nur die Nährstoffmengen mit den Zahlen zu multiplizieren, die als der Verbrennungswert der Nährstoffe bekannt sind. Hierbei ist zu berücksichtigen, daß *Fette* und *Kohlehydrate* bei der Verbrennung im Organismus *völlig verbrannt* werden und die gleiche Wärmemenge erzeugen, wie bei der Verbrennung im Kalorimeter. Anders liegen die Verhältnisse beim Eiweiß. Im menschlichen Organismus wird *Eiweiß nicht völlig* verbrannt. Ein stickstoffhaltiger Rest, der im Kalorimeter ebenfalls zur Verbrennung gelangt, wird vom menschlichen Organismus unverbrannt im Harn und zum kleineren Teil im Kot ausgeschieden. Deswegen ist der Kalorienwert für Eiweiß bei der Verbrennung im Organismus *kleiner* als bei der Verbrennung im Kalorimeter. Man legt jetzt allgemein folgende von RUBNER angegebenen Zahlen zugrunde:

  1 g Eiweiß liefert . . . . 4,1 Kal.
  1 g Fett liefert . . . . 9,3 „
  1 g Kohlehydrate liefert . . . . . . 4,1 „

Wird nun durch chemische Untersuchung der Nahrungsmittel die Menge der Nährstoffe in ihnen bestimmt, so sind wir in der Lage, mit Hilfe der Standardzahlen jeweils den Kaloriengehalt zu berechnen. Zur Vereinfachung für den täglichen Gebrauch sind wir mit Hilfe von ausführlichen *Nahrungsmitteltabellen* befähigt, stets den Wert der Nahrungsmittel an den einzelnen Nährstoffen und deren Gesamtkalorienwert festzustellen und zu berechnen[1]. Zur Beurteilung der Tabellen soll darauf hingewiesen werden, daß es sich bei den dort angegebenen Zahlen nur um Durchschnittszahlen handeln kann; denn eine ganz gleichmäßige Zusammensetzung der Nahrungsmittel gibt es natürlich nicht! Ferner ist bei dem Gebrauch solcher Tabellen noch folgendes zu beachten: Nicht alle Nahrungsmittel werden im Organismus durch die Verdauung so vollständig verarbeitet, daß es zu einer restlosen Ausnutzung aller Nährstoffmengen kommt. Wir sprechen von *Rohkalorien*, wenn die Berechnung erfolgt nach den in den Nahrungsmitteln gefundenen Nährstoffen, von *Reinkalorien*, wenn nur die vom Organismus ausgenutzten Kalorien berücksichtigt werden. Die

---

[1] Als besonders brauchbare und ausführliche Tabelle wird empfohlen die Nahrungsmitteltabelle von SCHALL und HEISLER. Verlag von Curt Kabitzsch, Leipzig.

verschiedenen in Gebrauch befindlichen Tabellen unterscheiden sich darin, daß manche Rohkalorien, manche Reinkalorien angeben.

4. Kalorienbedarf.

Bei der Zusammensetzung der Nahrung ihrem Kalorienwert nach, muß in erster Linie die Größe der für den Organismus notwendigen Kalorienmenge bekannt sein. Bei der Bestimmung des Kalorienbedarfs eines Organismus sind die verschiedensten Gesichtspunkte zu berücksichtigen. Eine Rolle spielt dabei vor allem: Größe, Gewicht, Alter, Geschlecht und die von dem Körper zu leistende mechanische und geistige Arbeit.

Befindet sich der Körper in vollkommener Ruhe, ohne jede Muskeltätigkeit, ohne geistige Beschäftigung, ohne Nahrungsaufnahme, so wird auch hierbei eine gewisse Menge von Kalorien verbraucht. Diese Menge entsteht durch den Verlust durch Wärmeabgabe und durch den inneren Verbrauch des Organismus zur Aufrechterhaltung seiner Lebensfunktionen. Wir bezeichnen den *Kalorienverbrauch des nüchtern in vollkommener Ruhe sich befindlichen Organismus als den Grundumsatz*. Diese Größe wird als Ausgangspunkt für die Berechnung des gesamten Kalorienbedarfs zugrunde gelegt. Eine größere Anzahl von Methoden zur Berechnung für diese Kalorienmenge ist angegeben worden. Am genauesten läßt sich der Grundumsatz bestimmen nach den Tabellen von BENEDIKT und HARRIS, die den Anspruch auf größtmöglichste Genauigkeit erheben können[1]. In ihnen ist *Alter, Größe, Körpergewicht und Geschlecht* berücksichtigt. Sie ergeben eine gute Übereinstimmung mit den Zahlen, die durch die direkte Feststellung des Grundumsatzes im Stoffwechselverbrauch gefunden wurden. Alle übrigen Methoden erreichen nicht den Grad der Genauigkeit, der mit diesen Tabellen erhalten wird.

Zu dem Kalorienbedarf, der durch den Grundumsatz erforderlich ist, müssen die weiteren Kalorienmengen, die durch die Lebensbedingungen des Einzelindividuums bestimmt werden und jeweils besonders berechnet werden müssen, hinzuaddiert werden. Als wichtigster Faktor ist in erster Linie die *Muskeltätigkeit* zu erwähnen. Sie verändert den Kalorienbedarf des Menschen je nach der geleisteten Arbeit in stärkster Weise. Nach KESTNER und KNIPPING[2] werden für eine Stunde Arbeit über den Grundumsatz hinaus verbraucht:

---

[1] Diese Tabellen finden sich in den oben angegebenen Nahrungsmitteltabellen von SCHALL und HEISLER mit genauer Angabe ihrer Verwendung.
[2] Die Ernährung des Menschen. Berlin: Julius Springer 1928.

Physiologische und chemische Grundlagen der Ernährung.

	Kalorien
Geistige Arbeit	7—8
Schreiben	20
Maschinenschreiben	16—40
Nähen (Hand, Haus)	25—30
Nähen (berufsmäßig)	31, 41, 43, 48, 63, 66, 75, 88
Zeichnen (stehend, Lithograph)	40—50
Buchbinden (Frau, leichte Arbeit)	43—71
Buchbinden (Mann, teils schwerer)	90
Mit erhöhter Tragweite fließend gesprochene Rede bei Wegfall stärkerer Betätigung anderer Ausdrucksmittel	85
Schuhmacherarbeit	80, 100, 115
Anstreicher (verschiedene Arten Arbeit)	160
Schreinerarbeit	137, 176
Steinhauerarbeit	300, 330
Holzsägearbeit	390, 430
Häusliche Arbeit (Frau: Fegen, Staubwischen, Putzen)	87, 100, 110, 174
Waschen (ungelernt)	130
„ (berufsmäßig)	230
Gehen	130—200
Radfahren	180—300

Ein weiteres Moment, das eine Steigerung des Kalorienverbrauchs bedingt, ist die *Nahrungsaufnahme*. Man kann etwa 10—12% des Grundumsatzes allgemein hierfür in Anwendung bringen.

Von geringem Einfluß für den Kalorienverbrauch ist die *geistige Arbeit*. Auch *klimatische Bedingungen*, wie Höhenlage, Seeklima, Wärme oder Kälte spielen eine gewisse Rolle. Aus der Summe dieser verschiedenen Berechnungen ergibt sich der Gesamtverbrauch an Kalorien für den einzelnen Menschen. Im folgenden sind einzelne Mittelwerte angegeben, die sich durch diese Methode ergeben haben[1].

1. Männer.

1. Gruppe: *Sitzende Beschäftigung:* Kopfarbeiter, Kaufleute, Schreiber, Beamte, Aufseher . . . . 2200—2400 Kal.
2. Gruppe: *Sitzende Muskelarbeiter:* Schneider, Feinmechaniker, Setzer, auch Gehen und Sprechen (wie Lehrer) . . . . 2600—2800 „
3. Gruppe: *Mäßige Muskelarbeit:* Schuhmacher, Buchbinder, auch Ärzte, Briefträger, Laboratoriumsarbeit . . . . um 3000 „
4. Gruppe: *Stärkere Muskelarbeit:* Metallarbeiter, Maler, Tischler . . . . 3400—3600 „
5. Gruppe: *Schwerarbeiter* . . . . 4000 u. m. „
6. Gruppe: *Schwerstarbeiter* . . . . 5000 u. m. „

---

[1] Die Tabelle ist entnommen aus: Die Ernährung des Menschen von KESTNER und KNIPPING. Berlin: Julius Springer 1928.

Bei *Kindern* liegt der Kalorienbedarf im Durchschnitt immer etwas höher als bei Erwachsenen. Das ist bedingt durch die relativ größere Körperoberfläche, die Kinder gegenüber Erwachsenen besitzen. Um sich einen schnellen und annähernden Überblick über den Kalorienverbrauch eines Menschen zu verschaffen — einen Anspruch auf Genauigkeit kann die Methode aber nicht verlangen — genügt die Berücksichtigung des Körpergewichts. Wenn man die oben angeführten Mittelwerte zugrunde legt, ergibt sich, daß erforderlich sind:

bei Bettruhe zwischen . . . . . . 30—35 Kal. pro kg Körpergewicht
„ mittlerer Körperarbeit zwischen 35—50 „ „ „ „
je nach der Schwere der Arbeit
„ schwerer Körperarbeit etwa . . 45—60 Kal. pro kg Körpergewicht

Einen Anhaltspunkt, ob eine Ernährung kalorisch hinreichend ist oder nicht, ergibt beim *Gesunden* die Beobachtung des Körpergewichts. Decken sich Kalorienbedarf und Kalorienzufuhr, so bleibt beim erwachsenen gesunden Menschen das Gewicht konstant. Der Körper erhält diesen Bestand, deshalb sprechen wir von *Erhaltungskost*. Übersteigt die Kalorienzufuhr den Kalorienbedarf, so steigt das Körpergewicht an, im umgekehrten Falle sinkt das Körpergewicht durch Verlust von Körpersubstanz. Während der Gesunde diesen Nahrungsbedarf im allgemeinen instinktiv durch das Hunger- und Sättigungsgefühl reguliert, ist beim *Kranken* diese Regulation nach der einen oder anderen Seite häufig gestört. Schon deshalb ist die Berechnung des Kalorienverbrauches für den Kranken von anderer Bedeutung als für den Gesunden. Darüber hinaus verlangen therapeutische Maßnahmen eine exakte Festlegung der Kalorienmenge, soweit eine Überernährung oder Unterernährung in Frage kommt.

5. Verhältnis der einzelnen Nährstoffe zueinander.

Mit der Berechnung des Kalorienbedarfs allein sind aber, worauf wir auch schon hingewiesen haben, durchaus nicht alle Anforderungen, die an die Kost gestellt werden müssen, erfüllt. In erster Linie ist noch ungeklärt, wie groß der Bedarf an den *einzelnen* Nährstoffen sich darstellt und wie sich hierdurch das Verhältnis der einzelnen Nährstoffe zueinander gestaltet. Würde man nur den Kalorienwert der Nährstoffe zugrunde legen, so könnte rein theoretisch hieraus die Schlußfolgerung gezogen werden, daß ganz unabhängig von den einzelnen Nährstoffen nur die Gesamtkalorienmenge genügend zu sein braucht. Man könnte also geneigt sein anzunehmen, eine bestimmte Kalorienmenge in

Physiologische und chemische Grundlagen der Ernährung. 17

dem einen Falle nur durch Fett, in dem anderen Falle nur durch Kohlehydrate oder Eiweiß zu bestreiten. Das stimmt in gewisser Beziehung bei der Ernährung mit *Fetten und Kohlehydraten, die in weitgehendstem Maße sich untereinander vertreten können.* Denn beide werden im Organismus *völlig* verbrannt und zur Wärmeproduktion benutzt, wobei zur Erzeugung der gleichgroßen Wärmemenge für 1 g Fett 2,3 g Kohlehydrate notwendig sind. Allerdings gilt diese Auffassung nur bis zu einem gewissen Grade; denn eine Ernährung *nur* mit Fett unter Fortlassung der Kohlehydrate ist *nicht* möglich, da sich hierdurch eine schwere Stoffwechselstörung im Organismus entwickelt. Es kommt bei vollkommen kohlehydratfreier Nahrung zu einem Zustand der Azidosis, die sich durch die Ausscheidung von Azetonkörpern im Harn kundgibt. Auch vom praktischen Gesichtspunkte aus ist eine Kostzusammenstellung ohne Kohlehydrate nicht durchführbar.

Ähnliches gilt für eine fettfreie Kost. Ausschließliche Kohlehydratkost würde für den Magen-Darmkanal eine nicht tragbare Belastung bedeuten. Je weniger belastend eine Kost sein soll, um so reicher an Fett wird sie sein müssen. Für die Zubereitung der Speisen ist Fett nicht zu entbehren. Fette sind wichtige Träger für die Vitamine.

So sehen wir, daß aus praktischen Gründen allein schon Fett und Kohlehydrate nebeneinander in der Kost erscheinen müssen. Dabei spielen bei der Menge dieser beiden Nährstoffe Gewohnheit und ökonomische Fragen außerordentlich mit.

6. Eiweißbedarf.

Eine ganz besondere Stellung nehmen die Eiweißkörper ein, als der einzige Nährstoff, der Stickstoff enthält. Der Körper verliert bei seinem Stoffumsatz dauernd Eiweiß, denn das Eiweiß dient nicht ausschließlich, wie Fette und Kohlehydrate, zur Wärmeproduktion, sondern auch zum Ersatz des Verlustes an Stickstoff. Das gilt selbstverständlicherweise in erhöhtem Maße von dem wachsenden Organismus, bei dem neues Körpergewebe gebildet wird. Wird dem Organismus eine seinem Verbrauch entsprechende Menge von Eiweiß zugeführt, so befindet er sich im „*Stickstoffgleichgewicht*". Wird weniger Stickstoff zugeführt als ausgeschieden wird, so befindet er sich im „*Stickstoffdefizit*".

Der Frage des *Eiweißbedarfes* hat man bereits seit längerer Zeit besondere Aufmerksamkeit zugewandt. VOIT hat bereits im Jahre 1860 auf Grund eingehender Untersuchungen einen Eiweißbedarf von 100—120 g pro Tag angegeben. Diese Zahl wurde durch die Feststellung an dem tatsächlichen Eiweißverzehr der Münchener Bevölkerung gefunden. Sie stellt also mehr eine für die praktische Durchführung der Kostzusammenstellung geeignete Eiweißmenge dar, die man als Eiweißoptimum bezeichnet hat. Ob sie aber tatsächlich das für die menschliche Ernährung geeignete Maß ist, wurde und wird auch heute noch bezweifelt. So hat sich an diese Zahl eine sehr lebhafte Diskussion angeschlossen. CHITTENDEN hat einen Eiweißbedarf von nur etwa 60—70 g auf Grund seiner Versuche als ausreichend erklärt. HINDHEDE hat durch Selbstversuche gezeigt, daß beim Gesunden sogar ein Eiweißbedarf von nur 30 g pro Tag genügt.

Alle diese Fragen haben im großen und ganzen zur Zeit noch eine mehr wissenschaftliche Bedeutung. Jedenfalls steht fest, daß wir heutzutage nicht in der Lage sind, eine bestimmte Zahl anzugeben, die wir als ein *Eiweißmaximum* oder *Eiweißminimum* bezeichnen können. Hinzu kommt, daß die absolute Menge des zugeführten Eiweißes nicht allein ausschlaggebend ist, da auch die Gesamtzusammensetzung der Nahrung für diese Frage mit in Betracht gezogen werden muß. So wissen wir z. B., daß bei reichlicher Kohlehydratzufuhr die Eiweißmenge niedriger sein kann, als bei kohlehydratarmer Nahrung.

Ferner hat diese ganze Frage ein *neues Gesicht* gewonnen durch die neuerdings festgestellte Tatsache, daß Eiweiß und Eiweiß verschiedene Größen in der Ernährungslehre sind. Wir erwähnten bereits, daß die Proteine der Nahrungsmittel in ihrer Zusammensetzung verschiedenartig sind und nicht dieselbe „*biologische Wertigkeit*" besitzen. Versuche von HOPKINS, OSBORN und MENDEL haben gezeigt, daß bei bestimmt zusammengesetzter Kost aus Eiweißen einzelner Nahrungsmittel die Größe des Stickstoffminimums ganz verschiedenartig sein kann. Wir wissen jetzt, daß diese biologische Wertigkeit der Eiweißkörper abhängig ist von deren chemischem Aufbau. Fehlen bei Eiweißkörpern gewisse Aminosäuren, so verliert dadurch dieser Eiweißkörper für den menschlichen Organismus an Wert. Eine gute Übersicht über die biologische Wertigkeit der Eiweißkörper ergibt eine Tabelle von THOMAS[1]:

Aus 100 g der folgenden Eiweißarten kann der Körper jeweils bilden:

Rindfleisch	105,73	Körpereiweiß
Milch	99,65	,,
Schellfisch	103,09	,,
Reis	85,59	,,

---

[1] Nach SCHALL und HEISLER.

Hefe	56,63	Körpereiweiß
Kasein	66,69	,,
Nutrose	63,43	,,
Weizenmehl	37,29	,,
Kartoffeln	71,65	,,
Blumenkohl	80,68	,,
Spinat	64,50	,,
Erbsen	48,58	,,
Kirschen	66,42	,,
Mais	18,40	,,

Um den Mangel bestimmter Aminosäuren zu vermeiden und die Möglichkeit des Aufbaus körpereigenen Eiweißes aus dem Nahrungseiweiß zu sichern, ist der beste Weg, in die Nahrung Eiweiß verschiedener Herkunft einzustellen. Den Eiweißbedarf nur mit einem Nahrungsmittel, das unter Umständen noch biologisch minderwertiges Eiweiß enthält, zu decken, birgt stets eine Gefahr in sich. Aus diesem Grunde wird gerade die Verwendung von Eiweiß tierischer *und* pflanzlicher Herkunft, wie wir es bei der gemischten Kost gewohnheitsmäßig tun, der sicherste Weg sein, Fehlern in der Eiweißzufuhr zu entgehen.

Bei der Festsetzung der für die Ernährung des Menschen geeigneten Stickstoffmenge ist weiter zu beachten, daß der Organismus weitgehendst Anpassungsmöglichkeiten an die Menge der zugeführten Eiweißmenge hat, daß selbst längere Perioden von Eiweißzufuhr, die an das Minimum heranreichen, ohne Schädigungen vertragen werden. Zu beachten ist weiterhin die Art der Arbeit, die geleistet wird. Im allgemeinen wird angenommen, daß bei einer sitzenden Arbeitsweise und bei geistiger Tätigkeit eine größere Eiweißmenge schon deswegen angebracht ist, weil dadurch die Verdauungsorgane weniger belastet werden, wohingegen eine mit Bewegung und Muskelarbeit verbundene Tätigkeit eine an Kohlehydraten reichere Kost verträgt und erfordert.

Aus allen diesen Gründen läßt sich eine *bestimmte Proteinmenge*, die für jede Form der Ernährung Allgemeingültigkeit besitzt, *zahlenmäßig nicht absolut feststellen*. Die Frage wird am besten so entschieden, daß innerhalb gewisser Schwankungen die Eiweißmenge nicht zu sehr an das Eiweißminimum heranreichen darf, d. h. daß die niedrigste Menge, die zur Erhaltung des Stickstoffgleichgewichts notwendig ist, noch eben überschritten werden soll. Denn in einer Eiweißeinschränkung sind wesentliche Gefahren für die Dauer enthalten. Eine gewisse Überschreitung nach oben birgt sicher nicht die Quelle von Schädigungen für den Organismus in sich. Nach allen Erfahrungen, die auch besonders durch die Beobachtungen im Kriege bestätigt wurden, wo ein Eiweißmangel der Ernährung als Folge der Hungersnot längere Zeit bestanden hat, kann die geeignete Eiweißmenge mit etwa *80—100 g für einen 70 kg schweren Mann* angegeben werden. Das ist ein *Mittelwert*. Die übrigen Faktoren, wie Gesamtkaloriengehalt, Kohlehydratmenge der Nahrung, Art der Tätigkeit, Gewohnheit in der Zusammensetzung der Nahrung brauchen deshalb nicht vernachlässigt zu werden.

Ganz anders verhält es sich bei *Kranken*. Hier sprechen therapeutische Absichten entscheidend mit. Diese können dazu führen, eine starke Steigerung oder Verminderung der täglichen Eiweißmenge in die Kost einzuführen.

7. Bedeutung der Zellulose.

Eine besondere Stellung für die Zusammenstellung der Nahrung, vor allen Dingen aber für die Zusammenstellung der Diätkost, nimmt die *Rohfaser (Zellulose)* ein. Die Rohfaser der pflanzlichen Nahrungsmittel ist der Hauptbestandteil der sogenannten Ballaststoffe der Nahrung, da die tierischen Nahrungsmittel im allgemeinen nur in geringerem Grade nicht verdauliche Teile, wie Sehnen und Bindegewebe, enthalten. Um so reichlicher enthalten sämtliche pflanzlichen Nahrungsmittel unverdauliche, im Darmkanal als *Ballast* wirkende Stoffe, die Zellmembranen, deren wesentlicher Bestandteil die Zellulose darstellt. Im Gegensatz zu den anderen Nährstoffen vermag der menschliche Darmkanal die Zellulose durch ein Ferment nicht zu spalten. Ausschließlich durch *Bakterienwirkung* im Dickdarm und zwar vor allen Dingen im Blinddarm und aufsteigenden Dickdarmast wird die Zellulose gespalten und dadurch die von der Zellulose noch umschlossenen, in den Zellen liegenden Nährstoffe der Verdauung zugänglich gemacht. Bei der Spaltung der Zellulose handelt es sich vorwiegend um Gärungsvorgänge, in geringerem Grade nur um Fäulnisprozesse.

Aus der Tatsache, daß die Zellulose eine Belastung für den Darm darstellt und die Aufschließung und Aufsaugung der Nährstoffe im Darm erschwert, geht hervor, daß wir im allgemeinen stark zelluloshaltige Nahrungsmittel durch vorbereitende Maßnahmen der Verdauung zugänglicher zu machen gezwungen sind. Wir kochen Gemüse, mahlen Getreide, auch der Kauprozeß spielt bei der Zertrümmerung der Zellhüllen eine nicht unwesentliche Rolle. Stark zelluloshaltige Nahrungsmittel vergrößern die Kotmenge, eine Tatsache, die wir uns in Hinsicht auf die Belastung des Darmes zunutze machen. Je reicher an Zellulose eine Kost ist, um so mehr unausgenutzte Nahrungsreste verlassen den Darm. Um nur ein Beispiel zu nennen: Von Weißbrot wird wesentlich mehr ausgenutzt, als von Vollkornbrot. Es könnte deshalb von diesem Gesichtspunkt aus rationeller erscheinen, den Menschen mit einer möglichst zellulosearmen Kost zu ernähren. Diese Auffassung ist aber grundsätzlich falsch. Eine zellulosefreie oder ganz zellulosearme Kost ist nicht ohne Bedenken für den Ablauf der normalen Darmbewegungen und für die Entleerung des Darmes überhaupt. Zweifellos ist für die sehr häufige Form der chronischen Verstopfung eine Ursache darin zu sehen, daß wir im allgemeinen heutzutage Nahrungsmittel zu uns nehmen, deren Zellulosegehalt durch technische Vorbereitung zu stark vermindert worden ist.

Über die Bedeutung der *Mineralstoffe*, des *Wassers* und der *Vitamine* für die Gesamternährung wurde bereits bei der Besprechung dieser Stoffe das genügende erwähnt.

Um allen Anforderungen, die sich aus den vorhergehenden Besprechungen für die Auswahl der Nahrungsmittel ergeben, gerecht zu werden, sind also über den Kaloriengehalt hinaus noch immer eine reichliche Anzahl anderer Punkte zu beachten. Es ist, wenn man bedenkt, wie zahlreich und wichtig diese sind, verständlich, daß eine schematische Angabe über die Verteilung der Nährstoffe in der Kost kaum möglich ist.

Einen gewissen Anhalt kann man sich aus folgenden Zahlen schaffen, wenn man sich dabei klar macht, daß nicht sämtliche Punkte des Nährstoffbedarfs darin enthalten sind:

Eiweiß soll etwa 15% der Gesamtkalorienmenge betragen, die restlichen 85% sollen etwa zu 25—35% mit Fett und zu 50—60% mit Kohlehydraten gedeckt werden. Bei einem Gesamtkalorienbedarf von z. B. 2200 müßten dann 330 Kal. (15%) durch Eiweiß, 1100 Kal. (50%) durch Kohlehydrate und der Rest gleich 770 Kal. durch Fett gedeckt werden. Auf die Gramm-Menge berechnet bedeutet das: 330 : 4,1 gleich 80,5 g Eiweiß, 1100 : 4,1 gleich 268,3 g Kohlehydrate und 770 : 9,3 gleich 82,8 g Fett.

8. Ernährung und Verdauung.

Aus dem großen Gebiet der Verdauung sollen im Zusammenhang mit der Ernährung des Menschen nur einige wichtige Gesichtspunkte hervorgehoben werden. *Der Sinn der Verdauung* ist die Auflösung der in den Nahrungsmitteln enthaltenen Nährstoffe durch die Verdauungssäfte. Bei diesen Vorgängen handelt es sich um ein überaus kompliziertes, sinnvolles Spiel, dessen Störung an irgendeiner Stelle unter Umständen von entscheidendem Einfluß für den Gesamtorganismus werden kann. Ein besonderer Gesichtspunkt, der hierbei in Betracht gezogen werden muß, ist der, daß die Verdauungsvorgänge nicht losgelöst sind von dem Gesamtorganismus, daß vielmehr eine äußerst innige Bindung besteht zwischen dem gesamten Menschen, zwischen dem Nervensystem, der psychischen Vorstellung und zwischen den einzelnen Phasen der Verdauungstätigkeit untereinander. Hält man sich dieses vor Augen, so erkennt man leicht, daß bei der Ernährung diese Zusammenhänge nicht übergangen werden können, wenn eine rationelle, dem Einzelindividuum zusagende Ernährung gewährleistet werden soll. Die Zusammenhänge zwischen Gesamtorganismus und Verdauungsvorgang können einzelne Beispiele kurz beleuchten:

Die Zusammenarbeit der Absonderung der Verdauungssäfte ist so innig aneinander geknüpft, daß bereits der Beginn der Verdauung beim Eintritt der Speisen in den Mund anregend auf die Absonderung der übrigen Verdauungssäfte im Magen-Darmkanal wirkt. Die Salzsäure des Magens wirkt anregend auf die Absonderung des Saftes der Bauchspeicheldrüse ein. In den Nahrungsmitteln selbst sind Stoffe enthalten, sogenannte Sekretine, die durch ihre direkte Wirkung oder durch indirekte Wirkung nach Aufnahme in die Blutbahn eine Anregung der Sekretion der Verdauungssäfte erzeugen. Solche in der Nahrung enthaltene Sekretine finden wir in den Röstprodukten, im Fleischextrakt, in Gemüsen und anderen Nahrungsmitteln. Der Einfluß des Nervensystems erhellt aus ganz bekannten Tatsachen. Der Anblick oder der Gedanke an ein wohlschmeckendes Nahrungsmittel läßt die Verdauungssäfte strömen (das Wasser läuft im Munde zusammen). Die Anregung der Magenbewegung äußert sich in dem bekannten Knurren des Magens beim Hungergefühl und bei der Erinnerung an die Nahrungsaufnahme. Gegenteilige Vorstellungen, in dem einen Falle lustbetonte, in dem anderen unlustbetonte Vorstellungen, können eine Hemmung der Sekretion erzeugen. Hieraus ergibt sich die für die Praxis außerordentlich wichtige, nie zu vernachlässigende Tatsache, daß die Zusammenstellung der Nahrung, daß die Zubereitung derselben, daß die Art, wie sie gereicht wird, eine Rolle spielen, die der richtigen Zusammenstellung der Nahrung nach Kalorien und den übrigen Gesichtspunkten mindestens gleichkommt.

9. Sättigungswert der Nahrung.

Mit den Verdauungsvorgängen steht auch das, was unter dem Begriff des Sättigungswertes verstanden wird, in naher Beziehung. Durch diesen Begriff wird ein neuer Faktor in die Kostzusammenstellung eingestellt, dessen Berücksichtigung ebenso notwendig ist, wie der im vorhergehenden geschilderte Zusammenhang zwischen Ernährung und Verdauung. Hungergefühl tritt auf, wenn der Magen sich entleert hat und wenn keine Salzsäure mehr abgesondert wird. Deshalb wird solange kein Hunger empfunden, wie noch Nahrung im Magen vorhanden ist und die Tätigkeit der Magensaftsekretion noch andauert. Von diesem Gesichtspunkt aus bezeichnet KESTNER als *Sättigungswert einer Nahrung* die Zeit, während welcher sie die Verdauungsorgane in Anspruch nimmt. Betrachtet man nun die Nahrungsmittel von diesem Gesichtspunkt aus, so ergibt sich die Tatsache, daß hier kein Zusammenhang zwischen Sättigungswert und Kalorien-, bzw. Eiweißgehalt der Nahrung vorhanden ist. KESTNER hat in zahlreichen Versuchen festgestllt, wie lange verschiedene Nahrungsmittel im Magen verweilen (Verweildauer) und wie groß die Menge der abgesonderten Verdauungssekrete innerhalb dieser Verweildauer gewesen ist. Aus diesen beiden Zahlen läßt sich dann der Sättigungswert einer Nahrung erkennen. Ein Auszug aus der von KESTNER zusammengestellten Tabelle sei hier wiedergegeben:

	Verweildauer im Magen	Menge der Verdauungssäfte
200 g Fleisch, in Stücken gebraten . .	4 Stdn.	1246 ccm
200 g Fleisch, gehackt, gebraten . . .	3 „ 30 Min.	1203 „
200 g Fleisch, gekocht, vorher die daraus bereitete Brühe	4 „ 30 „	1186 „
200 g Fleisch, roh, gehackt (à la tartare)	4 „ 30 „	1242 „
2 harte Eier	2 „ 30 „	471 „
2 weiche Eier	1 „ 30 „	372 „
2 rohe Eier	1 „ 10 „	388 „
200 g Brot	2 „ 30 „	820 „
200 g Brot, geröstet	2 „ 30 „	839 „
263 g Kartoffeln, gekocht	3 „	742 „
200 g Bratkartoffeln	4 „	1215 „
200 g Weißkohl	3 Stdn.	470 ccm
200 g Sauerkraut	2 „ 50 Min.	150 „
200 g Steckrüben	2 „ 10 „	165 „
100 g Steckrüben, 100 g Kartoffeln . .	3 „ 50 „	540 „
200 g Weißkohl, 200 g Kartoffeln . . .	4 „ 30 „	340 „
200 g Kartoffeln, 50 g Fleisch	5 „	840 „
2 Tassen Kakao, fettarm	3 Stdn.	590 ccm
2 „ „ fettreich	3 „ 20 Min.	360 „
2 „ Kaffee mit Brot	2 „ 20 „	250 „
2 „ Kaffee-Ersatz mit Brot . .	2 „ 30 „	300 „
2 „ Tee mit Brot	2 „	220 „

Weitere Versuche von WOLFSBERG wurden nun derart angestellt, daß die Menge des betreffenden Nahrungsmittels *verdoppelt* wurde. Dabei ergab sich das Resultat, daß bei Fleisch, Bouillon und Milch die Menge der Sekretion proportional in die Höhe ging, wenn die Menge der Nahrung steigt, daß aber bei Brot, Kartoffeln und Butter dies nicht der Fall war. Bei der letzten Gruppe besteht also nur ein geringer Unterschied, ob viel oder wenig davon genommen wurde. Aus der Betrachtung der Tabelle ergibt sich nun, daß Fleisch den größten Sättigungswert hat und ein Nahrungsmittel darstellt, das gestattet, größere Pausen zwischen den Mahlzeiten einzuschalten. Von besonderem Interesse ist ferner die Tatsache, daß der Sättigungswert des Fleisches noch weiter ansteigt, wenn es mit stärkehaltigen Nahrungsmitteln zusammen gereicht wird. So ergibt sich aus dem Versuch, daß die normalerweise vom Menschen gewählte Zusammenstellung, nämlich Fleisch mit Kartoffeln, vom Gesichtspunkt des Sättigungswertes aus die richtige ist. Der Sättigungswert der Milch ist abhängig von deren Fettgehalt, ist aber im ganzen geringer als der Sättigungswert des Fleisches. Rahm und Butter ebenso wie alle anderen Fette haben einen höheren Sättigungswert. Der Sättigungswert der Fische ist gering, nur höher bei den fettreichen Fischsorten. Die Untersuchung der pflanzlichen Nahrungsmittel hat ergeben, daß hier der Sättigungswert unter dem des Fleisches liegt, besonders gilt das für die Gemüse. Der Sättigungswert des Brotes ist etwas niedriger als der der Kartoffel. Die Röstprodukte erhöhen den Sättigungswert. Ferner ist noch wichtig, daß alle festen Nahrungsmittel, die gekaut werden müssen, einen höheren Sättigungswert haben als die breiförmigen. Das ist vom praktischen Gesichtspunkte aus besonders bedeutungsvoll, da z. B. Gerichte, bei denen die Nahrungsmittel zusammengekocht werden (Eintopfgerichte), weniger vorhalten, als wenn dieselben Nahrungsmittel getrennt gereicht werden.

10. Ausnutzung der Nahrung.

Wir haben im vorigen bereits mehrfach erwähnt, daß durch die Verdauung die Nährstoffe nicht restlos zur Aufschließung gelangen. Es bleibt vielmehr stets ein gewisser Rest übrig, der unausgenutzt mit dem Kot ausgeschieden wird. Bei der Kostfestsetzung muß dieser Verlust in Rechnung gestellt werden. Jedoch sind wir über die Ausnutzungsgröße der Nahrungsmittel im ganzen noch wenig eingehend orientiert. Das hat seinen Grund darin, daß die Versuche, hierüber außerordentlichen Schwierigkeiten unterliegen. Ohne auf die näheren Einzelheiten dieser Versuche einzugehen, seien nur die wichtigsten Resultate zusammengefaßt, soweit sie Anspruch auf Genauigkeit machen können. Der Tabelle von König seien folgende Werte entnommen:

Gemischte Nahrung.

Nähere Angaben	Ausgenutzt in Prozenten der verzehrten Mengen					
	Trocken-substanz %	Stickstoff-substanz %	Fett %	Kohle-hydrate %	Mineral-stoffe %	Zellu-lose %
Tierische Kost.....	95,5	95,5	96,0	98,5	80,0	—
Gemischte Pflanzen-kost...........	92,7	72,9	75,1	90,0	—	75,0
Desgl. mit mittel-mäßigen Mengen Fleisch und Milch	93,1	85,1	89,8	94,0	83,6	64,2
Desgl. mit reichli-chen Mengen Fleisch und Milch	94,7	90,3	95,0	97,0	67,0	71,0
Fleisch, Milch, Kar-toffeln, Fett, Zuk-ker, Kaffee mit Weizenbrot..	95,3	87,8	—	95,9	83,5	—
Fleisch, Milch, Kar-toffeln, Fett, Zuk-ker, Kaffee mit Roggenbrot..	90,5	76,5	—	91,4	77,0	—

Aus dieser Tabelle läßt sich entnehmen, daß durchschnittlich die Ausnutzungsgröße bei den tierischen Nahrungsmitteln höher ist, als bei den pflanzlichen. Vor allen Dingen ist die Ausnutzung des tierischen Eiweißes wesentlich größer. Auch bei gemischter Kost steigt die Größe der Ausnutzung an, je größer der Anteil der tierischen Nahrungsmittel in der Kost ist. Weitere Einzelheiten über die Ausnutzungsgröße gehen aus der folgenden Tabelle von Schall und Heisler hervor:

Von 100 g werden ausgenutzt	Eiweiß	Fett	Kohlehydrate
Fleisch	97,5	94	97
Zunge, Bries, Hirn	97	95	98
Schlachtabgänge	89	91	—
Fischfleisch	97	91	97
Milch	93,5	95	99
„ bei Kindern......	95,5	97	98,5
Käse	95	96	97
Eier hart	97	95	—
„ weich	97	96	—
Butter	90	96	97
Margarine	88	94	97
Weizenmehl, bzw. Brot			
„ fein	81	75	98,5
„ mittelfein ...	75	60	97,5
„ grob	72	55	92,5

Von 100 g werden ausgenutzt	Eiweiß	Fett	Kohlehydrate
Roggenmehl, bzw. Brot			
,, fein	73	95 ?	96
,, grob	60	90 ?	90
Reis	80	93	99
Maismehl	83	70	96,5
Erbsen, Bohnen mit Schale	70	30	92,5
,, Mehl	84,5	40	95
Kartoffeln	78	97,5	96
Gemüse	72	93	83,5
Pilze	70	—	—
Champignon	50 ?		55 ?
Weintrauben	44,5	67,8	94,8
Bananen	76	18,9	97
Nüsse und Mandeln	84,8	91	97,5
Kakao	42,3 ?	96,1	68,7

Die Ausnutzung hängt vor allen Dingen auch von der Art der Verarbeitung der Nahrungsmittel ab. So wie das fein gemahlene Mehl eine größere Ausnutzungshöhe besitzt als das grob gemahlene, so wird auch durch die Zubereitung der Nahrungsmittel auf diesem Gebiete eine Änderung häufig erzeugt. Es ist leicht verständlich, daß z. B. fein verteilte Nahrungsmittel für die Magen-Darmverdauung einen besseren Angriffspunkt darbieten, als grobe Nahrungsmittel, daß z. B. Kartoffelbrei besser ausgenutzt wird, als Kartoffeln in Stücken.

Hiermit sind wir zu einem Gebiet übergegangen, das die ganze Frage der Zubereitung der Speisen umfaßt. Nur wenige Nahrungsmittel werden roh oder unvorbereitet genossen. Die größere Anzahl hat in irgendeiner Form eine Vorbereitung durchgemacht, bevor sie als fertige Kost zur Darreichung gelangt. Die Veränderungen, die in den Nahrungsmitteln durch die Vorbereitung und das Kochen vor sich gehen, sollen im folgenden Kapitel bei der Besprechung der einzelnen Nahrungsmittel Erwähnung finden.

II. Die Nahrungsmittel in der Diätlehre.
Die Nahrungsmittellehre.

Einleitend sei zu der Besprechung der einzelnen Nahrungsmittel erwähnt, daß im Rahmen dieses Buches die Nahrungsmittel nicht eine so eingehende Besprechung finden können, wie das in Spezialbüchern der Nahrungsmittellehre der Fall ist. Es soll vielmehr hier nur die Gruppierung der Nahrungsmittel erfolgen und jeweils bei den einzelnen Gruppen ihre *diätetische Bedeutung*, ihre *Verwendung innerhalb der Krankenkost* und die wesentlichen *Veränderungen durch den Vorbereitungsprozeß* Erwähnung finden[1].

[1] Zum näheren Studium auf diesem Gebiete sind zu empfehlen:

1. Nahrungsmittel aus dem Tierreich.

a) Fleisch.

Das Fleisch ist der Haupteiweißträger in der Ernährung. Im Durchschnitt enthalten 100 g Fleisch etwa 20 g Eiweiß, wobei noch zu erwähnen ist, daß diese Eiweiße sämtlich biologisch vollwertig sind. Der Fettgehalt des Fleisches, der in der Hauptsache die Höhe des Kalorienwertes beeinflußt, ist bei den verschiedenen Fleischsorten wechselnd. Wichtig sind für die Diätlehre die Extraktivstoffe des Fleisches, da sie sowohl in geschmacklicher Hinsicht, wie auch als Anlocker für die Absonderung der Verdauungssäfte in Betracht kommen. Erwähnt werden muß ferner noch der reichere Gehalt an Purinkörpern.

Der Geschmack des Fleisches ist abhängig von der Tierart. Für die Beschaffenheit des Fleisches ist in erster Linie maßgebend der Bindegewebsgehalt. Hierbei spielt weniger die Fleischsorte eine Rolle, als die Beschaffenheit des Fleisches überhaupt und das Stück, aus dem es stammt. So kann z. B. ein gutes und zartes Stück Rindfleisch vom diätetischen Gesichtspunkt aus besser sein, als ein zähes Stück Kalbfleisch. Bei der Auswahl für die Krankenküche ist somit die Kenntnis der einzelnen Fleischsorten von großer Bedeutung. Ein Unterschied zwischen hellem und dunklem Fleisch besteht weder in dieser Richtung noch in bezug auf die chemische Zusammensetzung.

Durch vorbereitende Maßnahmen, wie Zerkleinern, Hachieren, läßt sich die Verdaulichkeit des Fleisches wesentlich erhöhen. Auch durch das Ablagern wird eine nicht unwesentliche Lockerung des Bindegewebes erzielt. Hingegen kommt Fleisch mit Hochgeschmack (haut goût) für die Krankenkost nicht in Frage. Auch soll in der Verwendung von rohem Fleisch wegen der Infektionsgefahr (Bandwurm, Paratyphus u. a.) möglichste Zurückhaltung geübt werden. Das um so mehr, als auch bei rohem Fleisch größere Anforderungen besonders an die Magenverdauung gestellt werden. Für die Beköstigung im Krankenhaus ist es völlig zu verbieten.

Die verschiedenen Formen der Hitzeanwendung, wie sie bei der Zubereitung des Fleisches verwendet werden, erhöhen sämtlich die Verdaulichkeit des Fleisches.

Kochen lockert vor allem das Bindegewebe; dabei treten gewisse Verluste der Nährstoffe auf. Diese Verluste sind verschieden,

---

v. NOORDEN und SALOMON: Handbuch der Ernährungslehre. Berlin: Julius Springer 1920. — KÖNIG: Nahrung und Ernährung des Menschen. Berlin: Julius Springer 1926. — TILLMANNS: Lehrbuch der Lebensmittelchemie. München: J. F. Bergmann 1927.

je nachdem, ob das Fleisch heiß oder kalt aufgesetzt wird. In das Kochwasser treten hauptsächlich über Salze und Extraktivstoffe, in geringerem Maße Eiweiß. Bei kleinen Stücken und Aufsetzen in kaltem Wasser kommt der größte Verlust zustande, d. h. daß am reichlichsten von den erwähnten Stoffen in die Brühe übertreten. Um aber den Wert des Fleisches und dessen Beschaffenheit am besten zu erhalten, empfiehlt sich das Aufsetzen mit kochendem Wasser. Nur zur Gewinnung einer kräftigen Fleischbrühe würde das Aufsetzen in kaltem Wasser zu empfehlen sein. An sich sind die Nährwertmengen, die in der Fleischbrühe enthalten sind, gering; ihre Bedeutung hat die Fleischbrühe nur dadurch, daß sie durch ihren Gehalt an Extraktivstoffen ein geschmacklich anregendes und saftlockendes Anregungsmittel darstellt.

Braten und Rösten erhält die Extraktivstoffe durch die Bildung einer Kruste, die ihre Auslaugung verhütet. Dabei wird bei gutem Durchbraten auch eine genügende Lockerung des Bindegewebes erzielt. Die beim Braten und Rösten entstehende Kruste besteht zum größten Teil aus Extraktivstoffen. Im ganzen ist das gebratene Fleisch ein stärkerer mechanischer Reiz für den Magen und ein stärkerer Säurelocker, als das gekochte Fleisch. Auch der Gehalt an Purinkörpern ist in ihm größer als in gekochtem Fleisch.

Besonders hervorzuheben ist der hohe Sättigungswert des Fleisches.

Die fettreichen Fleischsorten, in erster Linie: *Schwein, Hammel, Gans* und *Ente* nehmen in der Diätkost eine besondere Stellung ein. Durch die längere Verweildauer im Magen stellen sie erhöhte Anforderungen an die Verdauungstätigkeit, ferner ist ihr besonderer Fettgehalt bei Erkrankungen der Gallenwege zu berücksichtigen. Schwein, Gans und Ente sind bei Erkrankungen des Verdauungsapparates am besten ganz zu verbieten.

Innere Organe (*Hirn, Bries, Leber, Niere, Lunge, Milz, Bauchspeicheldrüse*) besitzen alle wegen ihres Zellreichtums einen hohen Purinkörpergehalt. Das ist für die Diät bei Erkrankungen an Gicht von Wichtigkeit. Ferner zeichnen sie sich durch ihren Bindegewebsreichtum aus. Hirn (besonders Kalbshirn und Bries) können ihrer Hüllen völlig entledigt werden, so daß sie dann ein leicht verdauliches Nahrungsmittel darstellen. Die Leber ist je nach ihrer Herkunft verschieden reich an Bindegewebe; bindegewebsärmer sind Kalbs- und Geflügelleber. Ihre Verwendung in der Krankenkost hat eine besondere Bedeutung gewonnen durch ihre überraschende spezifische Wirkung bei der perniziösen

Anämie. Alle übrigen inneren Organe kommen in der Krankenkost kaum in Betracht.

b) Fische.

Fische erfordern bei ihrer Verwendung eine vollkommen frische und gute Beschaffenheit. Sie sind ausgezeichnet gegenüber dem Fleisch durch ihren geringeren Gehalt an Purinkörpern. Der Kalorienwert liegt im allgemeinen zwar etwas niedriger als beim Fleisch, jedoch ist der Unterschied keineswegs so groß wie häufig noch angenommen wird. Dasselbe gilt von dem Stickstoffgehalt des Fischfleisches. Auch die Verdaulichkeit ist keine schlechtere als beim Fleisch, nur der Sättigungswert ist geringer; im übrigen sind die Fische dem Fleisch gleichzustellen, so daß in der Beköstigung an fleischfreien Tagen auch keine Fische gereicht werden dürfen. Bindegewebsreicher dagegen sind Schalentiere (Hummern, Krebse). Sie kommen für die Krankenernährung kaum in Frage. Für die fetten Fischsorten (Aal, Salm, Karpfen, Heringe) gilt dasselbe, was oben über die fetten Fleischsorten gesagt worden ist.

c) Dauerwaren aus Fleisch und Fischen.

Bei allen verschiedenen Verfahren der Konservierung erfährt das Fleisch eine besondere Veränderung, die auch die Verwendung in der Ernährung beeinflußt.

Trocknen kommt praktisch nur bei Fischen in Frage. Stockfisch ist getrockneter Kabeljau und Schellfisch; unter Klippfisch versteht man vorher gesalzenen und dann getrockneten Kabeljau und Schellfisch.

Kälte. Als Gefrierfleisch wird ein Fleisch in den Handel gebracht, das bei richtiger Behandlung (besonders langsames Auftauen) ein Fleisch darstellt, daß dem Frischfleisch an Wohlgeschmack kaum nachsteht. Das Ausgangsmaterial ist im allgemeinen eine durchweg hochqualifizierte Ware. Die Verarbeitung des Gefrierfleisches erfolgt unter Bedingungen, die allen Anforderungen gerecht werden, so daß hygienische Bedenken nicht obzuwalten brauchen. Aus diesem Grunde kann Gefrierfleisch auch in der Krankenhausküche Verwendung finden.

Hitze. Konservierung unter Hitze im Glas oder Blech verändert Geschmack und Beschaffenheit des Fleisches im allgemeinen in ungünstiger Weise, so daß zur Verwendung von Fleischkonserven nicht geraten werden kann.

Salzen und *Pökeln* verursacht einen Verlust von Nährstoffen durch Übergang derselben in die Lake. Gegen gut verarbeitetes Fleisch dieser Art ist für die allgemeine Krankenhauskost nichts einzuwenden, hingegen wird durch den Salzgehalt und durch die beim Pökeln verwendeten Gewürze der Gebrauch in der Diätkost eingeschränkt.

Räuchern. Hiervon gilt dasselbe, was im vorigen über Salzen und Pökeln gesagt wurde; die Verdaulichkeit von geräuchertem Fleisch ist geringer, späteres Kochen kann diese verbessern, so daß dadurch besonders leicht verdauliche Produkte entstehen, wenn das Ausgangsmaterial ein gutes gewesen ist (gekochter Schinken). Im ganzen sind gesalzene, gepökelte und geräucherte Waren in kleineren Mengen noch geeignet, Abwechslung in die Kost zu bringen.

Würste. Hierfür sind einheitliche Angaben nicht möglich, da die Zusammensetzung der zahlreichen Wurstarten außerordentlich schwankend ist. Bei der Zubereitung muß einwandfreie Verarbeitung gefordert werden. Beim Einkauf sollen nur sichere Quellen benutzt werden, da viel minderwertige Ware im Handel ist. Die Beliebtheit der Wurstwaren im allgemeinen beruht auf ihrer appetitanregenden Wirkung. Diese kommt zustande durch den reichlichen Zusatz von den verschiedensten Gewürzen; sie bedeutet aber von dem Gesichtspunkt der Krankenernährung aus die Notwendigkeit, ihren Gebrauch bei einer großen Anzahl von Krankheiten einzuschränken oder zu vermeiden.

Erzeugnisse aus Fleisch. Die Fleischbrühe wurde bereits erwähnt. Vom Nährwertstandpunkt aus haben auch die übrigen Präparate wie Fleischextrakt, Fleischsaft (meat juice), Saftbrühe (jus), Flaschenfleischbrühe (beef tea) keine besondere Bedeutung, und doch haben sie ihre alte Wertschätzung in der Kost und in der Krankenkost nicht ohne Berechtigung. Ihre Wirkung auf die Absonderung der Verdauungssäfte durch ihren Gehalt an Extraktivstoffen und die dadurch bedingte appetitanregende Kraft führt zu ihrer reichlicheren Verwendung. Aber auch hier müssen Einschränkungen gemacht werden. Zweifellos werden diese Gerichte oft wahllos verabfolgt in dem Glauben, ein besonderes Nährmittel damit zu geben. Nicht zu vergessen ist bei all diesen Mitteln, daß die unnötige Flüssigkeitsmenge bei schon geringem Appetit den Magen belastet, daß ferner die Reizwirkung auf den Magen namentlich bei Salzsäureüberschuß und die häufig abführende Wirkung auf den Darm bei vielen Krankheiten geradezu unerwünscht ist.

d) Milch und Milcherzeugnisse.

Praktisch kommt fast ausschließlich die Kuhmilch [in Frage. Sie stellt ein Nahrungsmittel dar, das für die allgemeine Ernährung, die Krankenernährung und für die diätetische Behandlung an hervorragender Stelle steht. Hält man sich von der

Gefahr einer zu einseitigen Überwertung dieses Nahrungsmittels fern, so unterliegt es keinem Zweifel, daß die Milch ihrer Zusammensetzung und ihrer Beschaffenheit nach die Durchführung diätetischer Maßnahmen in besonderer Weise gestattet. Sie ist eine Flüssigkeit von weißer Farbe, schwerer als Wasser, und enthält alle Nährstoffe in einem recht günstigen Verhältnis. Um jedoch einen Menschen ausschließlich von Milch zu ernähren, müßte man je Tag rund 5 Liter verabfolgen. Das Eiweiß der Kuhmilch besteht zum größten Teil aus Kasein (Käsestoff), ein Phosphorprotein, das durch das Labferment der Magenschleimhaut zur Gerinnung gebracht wird. Dabei ist in geringer Menge noch Milchalbumin vorhanden, das durch Kochen gerinnt. Die Eiweiße der Milch sind biologisch vollwertig. Der Zucker der Milch, der Milchzucker (Glukose + Galaktose), ist der Ausgangspunkt für die bei der Säuerung der Milch entstehende Milchsäure. Das Fett ist in Form von feinen Tröpfchen in der Milch enthalten. Der Fettgehalt schwankt in den einzelnen Milchsorten; er ist abhängig von der Rasse der Kühe und der Fütterung. Die Milch ist ferner reich an Mineralstoffen, und zwar besonders an Kalk und Phosphorsäure, wobei die Basen-Ionen überwiegen. Weniger findet sich Kochsalz und Eisen. Des weiteren ist hervorragend der Vitaminreichtum der Milch, und zwar finden sich sämtliche Vitamine, im Fett in besonderer Menge die fettlöslichen Vitamine. Der Vitamingehalt schwankt je nach der Fütterung der Tiere; er ist höher bei Frischfutter. Vom diätischen Gesichtspsunkt ist noch das fast vollkommene Fehlen von Extraktivstoffen und Purinkörpern zu erwähnen. Vom Standpunkt der Ernährung aus wäre die Verabfolgung der rohen Milch das Wünschenswerteste. Diese Forderung ist aber leider nicht durchzuführen, weil nicht die sichere Gewähr vorhanden ist, eine von Krankheitskeimen freie Milch zu erhalten. Deswegen muß vorerst noch, bevor diese Forderung nicht erfüllt werden kann, eine vorbereitete Milch Verwendung finden. Bei kleineren Mengen empfiehlt sich am meisten das kurze Abkochen. Mit der fortschreitenden Verbesserung der Milchwirtschaft erhält man in großen Städten jetzt bereits aus Musterställen stammende gekühlte oder pasteurisierte Milch, die ohne vorheriges Kochen verabfolgt werden kann. Nach unseren neuen Kenntnissen über die Bedeutung der Vitamine muß von der Verwendung von sterilisierter Milch (Soxhlet) gewarnt werden. Der Aufbewahrung und dem Transport innerhalb des Krankenhauses soll besondere Sorgfalt gewidmet werden. Vom diätetischen Gesichtspunkt aus kann ein Kochen der Milch unter Umständen wünschenswert sein, denn wir wissen, daß die Gerinnung der gekochten Milch im Magen eine feinflockigere ist, wodurch die Verdaulichkeit erhöht wird. Dasselbe erreicht man in stärkerem Maße durch die Abkochung mit Getreidefrüchten zu Schleim, durch Zusatz von Tee, Zusatz von Kalkwasser (1 Eßlöffel auf 250 ccm Milch) und durch Zusatz von Labferment, wie z. B. dem Pegnin (Hoechster Farbwerke).

Sehr zu beachten ist die Wirkung der Milch auf den Darm. Die Empfindlichkeit von Kranken der Milch gegenüber ist außerordentlich verschieden. Manche Kranken reagieren mit Verstopfung, andere wiederum mit Durchfällen. Bestimmte Erkrankungen des Darms stellen sogar eine absolute Gegenanzeige für Milch dar. Während sie früher vielfach bei Mastkuren Verwendung fand, wird sie jetzt häufig zu Entfettungskuren und bei bestimmten Erkrankungen verordnet. (Sogenannte Karell-Kuren.) Im übrigen ist gerade bei der Milch nie vorher zu sagen, wie sie vertragen wird. Hier entscheiden nur Versuch und Erfahrung! Auch für die Säuglingsernährung ist ihre Verabreichung wesentlich eingeschränkt worden. Außerordentlich groß ist die Möglichkeit, Milch kochtechnisch in verschiedenen Speisen unterzubringen. Wo Milch selbst nicht vertragen wird, können unter Umständen *Milcharten* versuchsweise verwendet werden.

Dazu gehören *süße* oder *gelabte* Milch. Diese wird durch Zusatz von Labpulver oder von Dungerns Pegnin oder Simons Labessenz gewonnen. Dabei kommt es zu einer Gerinnung des Kasein, wodurch eine leichtere Verdaulichkeit der Milch erzeugt wird. Geschmacklich ist die gelabte Milch der Milch noch ähnlich.

Saure oder *dicke* Milch: Durch die verschiedenen in der Milch vorhandenen Bakterien wird der Milchzucker unter Bildung von Milchsäure vergoren. Die Milchsäure ihrerseits bringt dann das Kasein zur Gerinnung. Die Bereitung erfolgt durch einfaches Stehenlassen an der Luft; gewöhnlich ist nach 24 Stunden das Dickwerden vollendet. Nach 30—40 Stunden ist es dann zu einer Teilung in die drei Schichten *Rahm, Kasein* und *saure Molken* gekommen. Man verwendet zum Dickstellen ungekochte Milch; um die Infektionsgefahr auszuschließen, kann man auch gekochte Milch durch Impfung mit bereits vorhandener Sauermilch zur Zubereitung verwenden. Der Nährstoffgehalt unterscheidet sich wenig von dem der Milch. Geschmacklich ist sie häufig beliebt; die Verdaulichkeit ist im großen und ganzen etwas besser als die Milch.

Ya-Urt oder *Joghurt* unterscheidet sich von der sauren Milch dadurch, daß die Impfung nach Abkochen der Milch mit einem bestimmten Gemisch von Bakterien, die Milchsäure bilden, erfolgt. Es handelt sich bei diesen Bakterien um Milchsäurestäbchen und Milchsäurekokken. Seiner ursprünglichen Herkunft nach bezeichnet man Ya-Urt auch als bulgarische Sauermilch. Am besten verwendet man bei der Herstellung käufliche Präparate, die als Trockenfermente in Tabletten oder Pulverform oder als Frischkulturen zu erhalten sind. Nach KLEEBERG eignet sich zur Bereitung von Joghurt folgendes Verfahren:

Man kocht Milch ab und läßt sie auf 40° abkühlen. Dann setzt man eine — für jedes Ferment verschiedene — Menge Enzym hinzu und läßt bei 40—43° säuern, am besten gleich in appetitlichen Gläsern von 200 bis 250 ccm Inhalt. Bei flockigen Fermenten ist die Gerinnung nach 5 bis 8 Stunden eingetreten, bei Joghurtpulver in 10—14 Stunden. Benutzt man, was immerhin möglich ist, Passagen als Enzymmenge, dann geht bei beiden Ausgangsfermenten die Gerinnung schneller — nach 4 Stunden — vor sich. Das bedeckte Glas wird lichtgeschützt und zugedeckt in einen kühlen Raum gebracht und ist nun nach einigen Stunden genußfertig. Solcher Joghurt hat meistens 0,5—0,7% Säure. Soll er weniger milde sein, so reicht man die Speise erst am nächsten Tage. Solcher „zweitägiger Joghurt" ist durch gelinde Nachgärung saurer geworden.

Die Verträglichkeit des Ya-Urt ist zuweilen besser als die der Milch, und gar nicht so selten gelingt es bei milchempfindlichen Patienten, noch größere Mengen von diesem Milchderivat zuzuführen. Auch werden gewisse therapeutische Zwecke durch die Ya-Urt-Darreichung verfolgt.

Kefir ist eine Milch, bei der durch den Zusatz des Kefirferments eine Milchsäuregärung und gleichzeitig eine alkoholische Gärung zustande kommt. Die Säuerung ist hierbei stärker als bei der Sauermilch und beim Ya-Urt; sie ist abhängig von der Einwirkung des Kefirferments. Die wirksamen Fermente sind in den käuflichen Kefirkörnern enthalten. Nach KLEEBERG eignet sich zur Bereitung von Kefir folgendes Verfahren:

Zum Unterschied ¦von Joghurt bedarf das Kefirferment einer Vorbereitung. Man wäscht die Kefirkörner mit frischem Wasser ab und läßt sie 24 Stunden in verschlossener Flasche mit mehrfach gewechseltem Wasser stehen. Dann ersetzt man das Wasser mit Milch und läßt es ebenfalls in verschlossener Flasche unter mehrfachem Schütteln 24 Stunden liegen, um noch einmal eine solche Milchpassage zu machen, eventuell noch eine dritte. Vor dem Auffüllen der Milch werden die Körner jedesmal mit frischem Wasser abgespült. Damit sind sie gebrauchsfertig. Von diesen so vorbereiteten Körnern nimmt man einen Teelöffel voll auf eine $^3/_4$-Literflasche voll abgekochter und auf 20° abgekühlter Milch und bringt die Flasche liegend und vor Licht geschützt an einen Ort mit kühler Temperatur zwischen 15 und 20°. Morgens, mittags und abends schüttelt man gut durch und hat nach 48 Stunden einen trinkfertigen zweitägigen Kefir. Die Körner trennt man durch ein Sieb von der Milch, spült sie ab und benutzt sie erneut zur Fermentation.

Zweitägiger Kefir wirkt im allgemeinen leicht abführend,

dreitägiger eher verstopfend, jedoch handelt es sich hierbei nicht um eine gleichmäßige Regel. Der Gebrauch von Kefir für die Ernährung ist durch die Einführung von Ya-Urt etwas in den Hintergrund getreten.

Zu erwähnen ist ferner noch, daß Milch mitunter zu bestimmten diätetischen Zwecken in ihrer Zusammensetzung abgeändert werden kann. So wird z. B. durch *Zusatz von Rahm* der Fettgehalt und damit der Kalorienwert der Milch erhöht. Eine Anreicherung von Eiweiß kann durch den Zusatz von Eiweißpräparaten erzielt werden; auch die in der Kinderheilkunde verwendete *Eiweißmilch* stellt eine solche eiweißreiche Milch dar. *Kondensierte Milch* und *Trockenmilch* kommt für die Krankenernährung kaum in Frage.

Rahm (Sahne). Beim Stehenlassen von Vollmilch setzt sich an der Oberfläche eine Schicht ab, die als Rahm (Sahne) bezeichnet wird. Sie besteht zum weitaus größten Teil aus dem Milchfett. Um eine größere Ausbeute von Rahm zu erhalten, dient das Verfahren des Zentrifugierens der Milch. Der fettarme Rückstand wird als *Magermilch* bezeichnet. Je nach dem Fettgehalt des Rahms steigt der Kalorienwert.

Wir bezeichnen einen Rahm mit einem Fettgehalt von

10—15% als Kaffeesahne,
20% als Doppelsahne,
25% und mehr als Schlagsahne.

Die Verwendung der Sahne in der Krankenernährung ist von ebensolcher Wichtigkeit wie ihre Bedeutung bei der Zubereitung einer großen Anzahl von Speisen (Saucen, Süßspeisen, Krems und viele andere). Doch wird Sahne, namentlich in größeren Mengen, von Kranken oft schlecht vertragen.

Butter. Der Rahm ist ferner das Ausgangsmaterial für die Butter. Aus dem süßen Rahm oder aus dem künstlich durch Impfung gesäuerten Rahm wird durch Kneten oder Stoßen das Milchfett zum Zusammenlaufen gebracht. Die dabei übrigbleibende Flüssigkeit ist die Buttermilch, von der die Butter durch Kneten und Waschen befreit wird. Von 25—35 Liter Milch gewinnt man 1 kg Butter. Die Butter stellt fast reines Milchfett dar mit einem Kaloriengehalt von annähernd 800 Kal. auf 100 g. Sie ist reich an Vitaminen, besonders an fettlöslichen Vitaminen, deren Menge ebenfalls von der Fütterung der Kühe abhängig ist. Unter Ranzigwerden der Butter versteht man die Bildung von freien Fettsäuren, die durch die Spaltung von Bakterien gebildet werden. Die Butter ist das Fett, das für den Organismus am leichtesten verdaulich und am besten bekömmlich ist. Durch diese Eigenschaft steht sie bei der Verwendung in der Diätküche an erster Stelle. Hinzu kommt, daß sie von allen Fetten am liebsten genossen wird.

Buttermilch enthält nur noch wenig Fett. Dadurch kommt ein relativ hoher Eiweiß- und Kohlehydratgehalt zustande. Ihr Geschmack ist sauer. Außerdem ist sie durch die Verarbeitung bei der Butterung stark mit Bakterien verunreinigt. Das schränkt ihre Verwendung ein, obgleich sie an sich geringe Anforderungen an die Magenverdauung stellt. Besser zu benutzen sind die fertigen Dauerwaren von Buttermilch, wie sie für die Säuglingsernährung hergestellt werden.

Käse ist im wesentlichen das Milcheiweiß, dem Fett und andere Bestandteile der Milch beigemengt sind. Die Gewinnung erfolgt durch Labgerinnung (Süßmilchkäse) oder durch Säuerung (Sauermilchkäse.) Je nach dem Ausgangsmaterial wird gewonnen aus Rahm Rahmkäse, aus Vollmilch Fettkäse, aus teilweise entrahmter Milch Halbfettkäse und Viertelfettkäse, und aus Magermilch Magerkäse.

Das frisch gewonnene Gerinnungsprodukt bezeichnet man als *Quark*. Dieser wird dann weiter verarbeitet und einem Prozeß der Reifung unterworfen, durch den der Käse je nach der Art der Reifung, nach der Dauer derselben, dem Ausgangsmaterial und eventuellen Zusätzen seine charakteristische Beschaffenheit erhält. Bei der Reifung wird Milchzucker weitgehend abgebaut, Fett wird gespalten und das Eiweiß wird bis zu den Aminosäuren und Fäulnisprodukten verändert. Die fertigen Käse sind in ihrem Kalorienwert hauptsächlich von dem Fettgehalt abhängig und untereinander stark verschieden. Von dem Milcheiweiß unterscheidet sich das Eiweiß der fertigen Käse besonders dadurch, daß durch die Veränderung die biologische Wertigkeit gesunken ist. Auch der Vitamingehalt der Käse ist schwankend. Für die allgemeine Ernährung ist Käse als Eiweißträger und wegen der guten Verdaulichkeit sowie wegen der geschmacklichen Komponente als wichtiges und oft noch nicht genügend gewürdigtes Ernährungsmittel zu betrachten. Für die Diätlehre sind die einzelnen Käse nicht einheitlich zu bewerten.

d) Eier.

Praktisch kommt nur das Hühnerei in Frage. Man unterscheidet beim Ei Weißei oder Eiklar, Gelbei und Eierschale. Das Weißei macht 55%, das Gelbei 34%, die Schale 11% des Eies aus. Im Weißei, das als Nährstoff ausschließlich Eiweiß enthält, sind nur der kleinere Teil der Kalorien vorhanden, da 86% des

Weißei aus Wasser besteht. Im Eigelb ist neben einem phosphorhaltigen Protein reichlich Fett, Lezithin, Cholesterin enthalten. Die Eiweiße des Hühnereies sind biologisch vollwertig. Vitamine sind in ihm reichlich enthalten. Purinbasen und Kohlehydrate fehlen! Von Mineralstoffen ist der hohe Gehalt an Eisen bedeutungsvoll. Die diätetischen Verwendungsmöglichkeiten des Eies sind außerordentlich groß. Durch den Mangel an Purinbasen stellt das Hühnerei ein eiweißhaltiges Nahrungsmittel besonders auch für Gichtkranke dar, der Kohlehydratmangel gestattet unbeschränkte Verwendung beim Zuckerkranken. Aber darüber hinaus ist die Verwendungsbreite eine große. Der Wohlgeschmack verbindet sich mit einem hohen Kaloriengehalt (75 Kal. auf ein Ei), mit einer guten Bekömmlichkeit, mit einer guten Ausnutzbarkeit und einem hohen Sättigungswert. Im allgemeinen ist das rohe Ei und das weichgekochte Ei besser verdaulich als das hartgekochte Ei. Die Formen, in denen Eier kochtechnisch verwendet werden können, sind sehr mannigfaltig. Durch diese Möglichkeit der Variationen in der Zubereitung haben sich die Eier in der Krankenkost eine besondere Stellung erworben. Um nur einige dieser Kocharten zu erwähnen, sei auf folgende hingewiesen: Das rohe geschlagene Ei, das weichgekochte Ei, Rühreier, Spiegeleier, verlorene Eier, hartgekochte Eier, Eierkuchen, Schaumomelette. Eierschnee ist zur Lockerung vieler Gerichte unentbehrlich. Der Eidotter andererseits findet für sich allein bei der Bereitung von Suppen, Tunken, Mayonnaisen, Süßspeisen reichlich Verwendung.

e) Fette und Öle.

Fette und *Öle* sind für die Ernährung wichtige Faktoren. Die Butter wurde bereits besprochen. Keines der anderen Fette, sowohl pflanzlicher wie tierischer Herkunft, kommt für die Krankenkost der Butter gleich. Das schließt allerdings die Verwendung dieser Fette unter bestimmten Bedingungen, die vor allem von der geschickten Verarbeitung abhängig sind, nicht aus.

In erster Linie ist hier die *Kunstbutter* oder *Margarine* zu nennen, deren Beschaffenheit durch die Verbesserung in der Herstellung häufig eine sehr gute ist, so daß deren Gebrauch beim Kochen und Backen keine Bedenken im Wege stehen, sofern nicht geschmackliche Hindernisse vorliegen. Vom kalorischen Gesichtspunkt aus besteht kein Unterschied zwischen Butter und Margarine. Der Vitaminmangel der Margarine dagegen darf nicht übersehen werden.

Die anderen Fette sind um so verdaulicher, je niedriger ihr Schmelzpunkt ist.

Schweineschmalz kommt in technischer Verarbeitung vollkommen gereinigt in den Handel. Durch diese Verarbeitung wird es vitaminfrei. Geschmacklich kommt es als Brotaufstrich für die Beköstigung von Kranken nicht in Frage. Auch beim Kochen ist es nur in sehr beschränktem Maße brauchbar. Das gleiche gilt für *Rindertalg, Hammeltalg* und *Gänsefett*.

Die *pflanzlichen Fette* finden eine weite Anwendung bei der Herstellung von Kunstbutter. Gute technische Produkte von *Kokosbutter, Palmbutter* und des *Palmkernöles* haben sich eine Bedeutung als Kochfette geschaffen (Palmin, Palmona und viele andere mehr).

Die *pflanzlichen Öle* verschiedener Art, besonders aber das *Olivenöl*, sind kochtechnisch nicht zu entbehren.

2. Nahrungsmittel aus dem Pflanzenreich.

Die pflanzlichen Nahrungsmittel zeigen einige grundlegende Unterschiede gegenüber den Nahrungsmitteln aus dem Tierreich. Sie sind die Hauptträger von Kohlehydraten. Ferner enthalten sie mehr oder weniger Zellulose, was ihnen diätetisch eine besondere Note gibt und auch an die Vorbereitung und Zubereitung bestimmte Anforderungen stellt. Durchweg ist auch der Eiweiß- und Fettgehalt geringer, das letztere gilt aber nur mit größerer Einschränkung. So enthalten z. B. *Hülsenfrüchte* reichlich Eiweiß oder *Nüsse* und *Mandeln* reichlich Fett. Außerdem ist noch der außerordentliche Mineralstoffgehalt der pflanzlichen Nahrungsmittel erwähnenswert.

a) Getreide.

Weizen, Spelz, Roggen, Hafer, Gerste, Hirse, Reis, Mais und außerdem, seiner Zusammensetzung nach dem Getreide gleichzustellen, *Buchweizen*, haben als wichtigsten Nährstoff die Stärke. Der gesamte Kohlehydratgehalt bei den einzelnen Getreidearten schwankt zwischen 50—70%, der Eiweißgehalt zwischen 8—15%, der Fettgehalt zwischen 1—2%. Die Proteine sind meist nicht vollwertig. Besondere Proteine finden sich in den Getreiden als Kleberproteine, an denen der Weizen reich ist. Die Kleberproteine ermöglichen die Backfähigkeit, die das Weizenmehl am meisten von allen auszeichnet, während den anderen Getreidemehlen diese Fähigkeit nur in geringem Maße zukommt. Die Frucht des Getreides, das Getreidekorn, ist von einer harten Hülle umschlossen. Das Getreidekorn selbst zeigt bei allen Arten einen im Prinzip einheitlichen Aufbau. Es besteht aus folgenden Schichten: 1. Die Haut oder Schale, 2. die Kleber- oder Aleuronschicht, 3. Mehlkern oder -körper, 4. Keimling. Der Kern bildet die Hauptmasse und besteht zum größten Teil aus Stärke, daneben enthält er in geringerem Maße noch Eiweiß. Der Keimling zeichnet sich durch seinen Reichtum an Proteinen, Vitaminen und Mineralstoffen aus. Die Verwendung der ganzen Körner kommt kaum in Frage; nur durch das Mahlverfahren vorbehandelt, werden die Getreidekörner in der Ernährung verwendet. Bei dieser technischen Verarbeitung wird Kern und Hülle getrennt. Die Kleberschicht und der Keimling gehen in die abfallenden Hüllenteile, die *Kleie*, über. Der Grad dieser Trennung ist abhängig von dem Mahlverfahren. Bei der modernen Hochmüllerei kommt eine schärfere Trennung zwischen Mehlkern und Kleie zustande, während diese bei dem älteren Verfahren, der Flachmüllerei, nicht so scharf erfolgt. Die verschiedenen Produkte des Mahlverfahrens sind folgende:

Schrot . . . . ungeschälte Körner in gröbere Stücke zerlegt,
Grütze . . . . enthülste Körner in gröbere Stücke zerlegt,
Graupen . . . geschälte Körner geschliffen (poliert) in Kugelform gebracht,
Grieße . . . . geschälte Bruchstücke der Körner, gröber oder feiner, frei von Mehl,
Dunste . . . . noch feiner als Grieße, aber noch nicht so fein wie Mehl,
Mehle . . . . das staubförmige Produkt.

Jedes Mehl enthält eine gewisse Menge von Schalenbestandteilen. Je mehr von den Körnern ausgemahlen wird, um so mehr kleiehaltige Substanz ist im Mehl enthalten. Dieser Gehalt ist für die Beschaffenheit des Mehles und für seine Verwendbarkeit bei der Herstellung der Mehlprodukte von ausschlaggebender Bedeutung. Die Zusammensetzung nach Nährstoffen hängt ebenfalls von dem Grad der Ausmahlung ab. Je feiner ein Mehl ist, um so ärmer an Proteinen, Fett und Mineralstoffen sowie auch Vitaminen ist es. Deshalb sind seit längerer Zeit Bestrebungen im Gange, diesen Verlust bei dem Mahlverfahren zu vermeiden und die in dem Keimling und der Kleberschicht enthaltenen Nährstoffmengen durch besondere Verfahren für die menschliche Ernährung zu erhalten. Ob diese Bestrebungen vom ökonomischen Gesichtspunkt aus als richtig zu betrachten sind, soll hier unerörtert bleiben. Dagegen interessiert vom diätetischen Gesichtspunkt aus die Beschaffenheit und die Ausmahlungsgröße des Mehles weit mehr. Hierbei sind nicht alle Mehlsorten gleichzustellen; jedoch ist allen gemeinsam, daß einmal die Ausnutzung des Getreide-Eiweißes geringer ist als die des tierischen Eiweißes, und daß die Ausnutzung aller Nährstoffe um so geringer ist, je kleiehaltiger, d. h. je stärker ausgemahlen ein Mehl ist. Außerdem bedeutet reichlicher Kleiegehalt durch die reichlicheren

Die Nahrungsmittel in der Diätlehre. 39

Zellulosemengen eine Belastung für den Darmkanal, die namentlich bei Erkrankungen der Verdauungsorgane ernste Berücksichtigung verlangt.

Weizenmehl ist für die Krankenkost als das wichtigste Mehl zu betrachten, einmal wegen seiner besonders guten Ausnutzung, dann wegen der bereits erwähnten Eigenschaft der Backfähigkeit. Es werden etwa 6—8 verschiedene Weizenmehlprodukte in den Handel gebracht; das am wenigsten ausgemahlene ist das 30% ige Auszugsmehl Nr. 000; es folgen in absteigender Linie dann die Sorten Nr. 00, 0, 1 usw.

Grünkerne sind gedörrte, geschälte, unreife Samenkörner des *Spelzes*. Neben dem Grünkernmehl werden Grütze und Grieß zur Bereitung von Suppen und Schleim verwendet.

Vom *Roggen* werden meist nur zwei Mahlsorten, die für die Brotbereitung Verwendung finden, hergestellt.

Von der *Gerste* werden Gerstenmehl und Graupen oder Rollgerste verwendet.

Aus dem *Hafer* erhält man neben dem für die Suppenbereitung wichtigen Hafermehl die *Haferflocken*. Dies sind geschälte, gedämpfte und dann gewalzte Haferkörner, die fast ausschließlich zur Bereitung von Schleimsuppen Verwendung finden.

Mais kommt praktisch nur zur Bereitung der Stärkepräparate Mondamin und Maizena in Frage.

Reis hingegen ist wichtig, da er neben seiner Bedeutung als Volksnahrungsmittel gerade als diätetisches Gericht in den verschiedensten Formen gegeben werden kann. Er wird bei uns bedauerlicherweise viel zu gering bewertet.

Stärke oder *Stärkemehl*. Unter Stärke versteht man die vollkommen reine, pflanzliche Stärke, frei von allen Hüllen, Proteinen, Salzen und Fetten. Sie gibt beim Kochen mit Wasser einen Kleister, der beim Erkalten dickflüssig oder steif wird. Von dieser Eigenschaft macht man beim Kochen reichlich Gebrauch. Stärke in Pulverform nennen wir Stärkemehl. Am meisten gebraucht werden folgende Sorten: *Kartoffelstärke*, die wegen ihrer leichten technischen Gewinnung am billigsten ist, *Reisstärke*, und ferner *Maisstärke* in Form der Präparate Mondamin, Maizena u. a.; außerdem *Arrow-root*, eine Stärke aus knolligen Wurzelstöcken tropischer Pflanzen, die ihrer Beschaffenheit nach feiner ist als Maisstärke und in früheren Zeiten viel mehr Verwendung gefunden hat als jetzt. Ihr Gebrauch ist für Ernährungszwecke durchaus empfehlenswert. Unter *Tapioka* ist Arrow-root in Körner- oder Grützenform zu verstehen. *Sago* ist Palmenstärke aus dem Stammmark mehrerer Palmensorten in Körnerform. *Kartoffelsago* dient als Ersatz des echten Sagos.

Teigwaren. Wichtige Erzeugnisse des Weizenmehles oder Weizengrieß sind die *Teigwaren.* Sie werden unter Benutzung des kleberreichen Mehles ohne Backen nur durch Trocknen hergestellt. Solche Teigwaren sind: *Maccaroni, Nudeln* verschiedenster Formen (Band, Fadennudeln, Sternchen).

Die Getreideprodukte in den angeführten Formen lassen sich zu einer Fülle von Gerichten verarbeiten. Die große Auswahl derselben bietet sowohl in der allgemeinen wie in der Krankenernährung für den Geübten ein Feld weitester Betätigungsmöglichkeiten. Allerdings ist ein aus Mehl bereitetes Gericht — eine *Mehlspeise* — nicht von vornherein als besonders leicht verdaulich zu betrachten, wie man aus dem Ausgangsmaterial anzunehmen geneigt sein könnte; denn bei kaum einer Speise erfordert die Zubereitung eine so große Sorgfalt und Erfahrung wie bei den Mehlspeisen. Werden diese Forderungen in geschickter und richtiger Weise erfüllt, so ist allerdings eine große Anzahl von Mehlgerichten, besonders auch für die diätetische Küche der Magen-Darmkranken ein nie zu entbehrendes und stets Abwechslung schaffendes Hilfsmittel. Im wesentlichen ist ihre Verdaulichkeit davon abhängig, daß sie gelockert sind, daß Fett- und Zuckergehalt die für den Einzelfall zuträgliche Höhe nicht übersteigen, und daß das Fett gleichmäßig und fein verteilt ist. Dabei muß das Entstehen dicker und harter Krusten möglichst vermieden werden.

Brot. Unter Brot versteht man alle Gebäcke, die aus Mehl unter Zusatz von Wasser und Salz oder unter Beigabe von Milch, Fett oder Gewürzen unter Auflockerung des Teiges durch verschiedene Maßnahmen bereitet werden. Praktisch kommt für die Brotbereitung nur Weizen- oder Roggenmehl in Frage. Weizen ist deshalb besonders geeignet, weil das Weizenmehl durch seinen reichlicheren Klebergehalt zu besonders lockerem Gebäck verarbeitet werden kann, das für die Verdauungsorgane leichter angreifbar ist und eine gute Ausnutzung gewährleistet. Die Verschiedenheit des Brotes ist zum Teil auch noch bedingt durch die Art des Lockerungsverfahrens (Sauerteiggärung und Hefegärung). Neben den Brotsorten aus Weizen- und Roggenmehl spielen bei der diätetischen Verwendung *die* Gebäcke eine besondere Rolle, bei denen das *ganze* Korn zur Bereitung des Brotes verwendet wird, die sogenannten *Schrotbrote.* Für die Bereitung dieser Brote werden Mehle verarbeitet, bei denen Keimling und Aleuronschicht nicht wie bei dem gewöhnlichen Mahlverfahren entfernt werden. So entstehen die verschiedenen Brote, die als Grahambrot, Steinmetzbrot, Simonsbrot, Klopferbrot, Finklerbrot, Schlüterbrot, Gelinkbrot, Kommißbrot u. a. m., je nach der verschiedenen Verarbeitung und Vorbereitung des Kornes, im Handel sind.

Über die *Ausnutzbarkeit des Brotes* gilt im wesentlichen das, was bereits über die Ausnutzbarkeit der Mehle gesagt wurde, d. h. je reichhaltiger an Kleieteilen ein Brot ist, um so mehr sinkt die Ausnutzbarkeit der Nährstoffe. Das bedeutet, daß Weizenbrot und Gebäck aus Weizenmehl die beste Ausnutzung, Vollkornbrot die schlechteste ergibt. Das gilt auch für die Brotsorten, in denen die Kleiebestandteile durch besonderes Verfahren vorher fein verarbeitet wurden. Ferner hat Weißbrot als schwacher Säurelocker zu gelten, während Roggen- und Vollkornbrot in stärkerem Maße Magen- und Darmsaftabsonderungen erzeugen. Auch die Sauerteige sind stärkere Säurelocker. Ebenso finden sich in der Kruste Röstprodukte, die als Säurelocker anzusprechen sind. Je lockerer ein Gebäck gebacken ist, um so geringere Anforderungen stellt es an die Magenverdauung; deshalb haben alle Weizengebäcke den Vorzug bei den Erkrankungen der Verdauungsorgane, die eine Entlastung erfordern. Mit kleiereicherem Brot schaffen wir einen reichlicheren und lockeren Stuhlgang, da es durch seinen Zellulosereichtum den Darm füllt und anregend auf die Darmbewegung einwirkt. Es ist deswegen geeignet, bei allen Formen der rein funktionellen Verstopfung, bei denen eine solche Belastung erwünscht ist, fällt aber aus bei den Darmerkrankungen, bei denen eine Belastung vermieden werden muß. Ferner ist der Kohlehydratgehalt aller Schrotbrote um etwa 6—10% niedriger als der der Weizenbrote; davon kann man bei der Ernährung der Diabetiker Gebrauch machen, allerdings auch nur in beschränkter, vom Arzt zu bestimmender Menge.

b) Zucker.

Der zur Verwendung kommende Zucker ist reine *Saccharose*, auch *Rohrzucker* genannt, der früher aus dem Zuckerrohr gewonnen wurde, jetzt aber ausschließlich bei uns aus den Zuckerrüben verarbeitet wird. Er ist als gereinigter Zucker, *Kristall*-, *Würfel*-, *Stückzucker* ein fast völlig chemisch reines Produkt ohne weitere Beimengungen. Durch Schmelzen des Zuckers bei hohen Temperaturen wird *Karamel* oder *Zuckercouleur* bereitet, die zum Färben von Kuchen, Soßen usw. Verwendung finden. Zu erwähnen von weiteren Zuckersorten ist noch der *Milchzucker*, der aus Kartoffel-, Mais- oder Reisstärke durch Behandeln mit Gerstenmalz bereitet wird. In der Form des *Malz*-

extraktes besitzen wir eine große Anzahl von Nährpräparaten, die etwa 50—60% Kohlehydrate enthalten. Die Bedeutung des Zuckers für die Ernährung ist eine große; er ist fast durchweg gut verträglich und völlig resorbierbar. Zucker ist bei der Bereitung von vielen Speisen nicht zu entbehren. Eine besondere Rolle spielt er bei der Bereitung von feinen Backwaren und Konditorwaren, die zum Teil ausschließlich aus Zucker mit geschmacklichen Zusätzen bestehen. Eine Einschränkung bedarf die Zuckermenge selbstverständlich in verschiedenem Maße bei den Zuckerkranken; man ersetzt ihn dann durch Süßstoffe: Saccharin, Dulcin u. a.

c) Gemüse.

Darunter sind in der Nahrungsmittellehre eine ganze Reihe von Gewächsen zusammengefaßt, die botanisch in die verschiedensten Abteilungen einzuordnen sind. Wir haben unter Gemüse Wurzeln, Blätter, Blüten, Sprossen, Knollen u. a. m. zu verstehen. Vom diätetischen Gesichtspunkt aus jedoch haben alle diese verschiedenen pflanzlichen Gewächse gemeinsame einheitliche Eigenschaften; sie zeichnen sich aus durch einen hohen Wassergehalt, der von 75—95% reicht. Dieser hohe Wassergehalt bedingt einen geringen Kalorienwert. Besonders niedrig ist der Gehalt an Eiweiß. Relativ höher ist im allgemeinen die Kohlehydratmenge, die sich als Stärke oder als Zucker und seltener als Inulin findet. Aber auch die Kohlehydratmenge schwankt bei den verschiedenen Arten der Gemüse; manche von ihnen haben sogar als kohlehydratarm zu gelten. Nicht zu vernachlässigen ist der Gehalt an Rohfaser, der sämtliche Gemüse — wenn auch nicht gleichmäßig — auszeichnet. Der Mineralstoffgehalt ist durchweg hoch. Unter den Mineralstoffen ist besonders Kali und in einigen Gemüsen Eisen zu erwähnen. Außerdem sind sie fast durchweg ausgezeichnet durch ihren Reichtum an Vitaminen. Betrachten wir die Verdaulichkeit der Gemüse, so ist in erster Linie die schon erwähnte Tatsache von Bedeutung, daß alle Gemüse mehr oder weniger reich an Rohfaser sind. Hierdurch wird die Ausnutzung der an sich schon geringen Nährstoffmenge noch verringert. Je nach der Menge und der Art der Zellulose, die die einzelnen Gemüsesorten besitzen, richtet sich die diätetische Stellung, die ein Gemüse einnimmt. Junge Gemüse haben im allgemeinen weniger und zartere Zellulose. Um die Verdaulichkeit der Gemüse zu erhöhen, bedürfen sie einer Vorbereitung durch Zerkleinern und Kochen; beide Prozesse lockern die Kittsubstanz. Beim Kochen wird ferner die Zellwand gesprengt. Allerdings geht beim Kochen der Gemüse ein Teil der Nährstoffe in das Brühwasser über; vor allem werden die Mineralstoffe durch den Kochprozeß extrahiert. Deshalb tut man gut, entweder das Brühwasser, wie es noch meist geschieht, nicht abzugießen oder die Gemüse nur zu dämpfen bzw. mit so wenig Wasser anzusetzen, daß kein Brühwasser entsteht. So gering auch an sich der Nährwertgehalt der Gemüse ist, so besitzen wir doch in ihnen ein Nahrungsmittel, das sie für die allgemeine sowie für die Krankenkost aus verschiedenen Gründen unentbehrlich erscheinen läßt. Hierbei sei nochmals auf ihren Reichtum an Vitaminen und Mineralstoffen hingewiesen. Des weiteren eignen sie sich in höchstem Maße als Beikost, die Abwechslung schafft und die Möglichkeit gibt, geschmacklich den meisten Wünschen zu entsprechen. Den geringen Kalorienwert kann man bei der Zubereitung unschwer ausgleichen durch den Zusatz von Fett und von Mehl. Fast alle Gemüse vertragen — sogar noch unter Verbesserung ihres Geschmackes — den Zusatz von Butter unter Verdeckung des Fettgeschmackes, so daß sie gewissermaßen als Fettträger gelten können.

JÜRGENSEN[1] gibt folgende diätetische Stufenleiter:

1. Ranges sind: junge, grüne Kräuter, wie Spinat, Salat, Sauerampfer und die gewöhnlichen Sommergemüse, wie Spargel (besonders die Köpfe), grüne Erbsen (Schoten), grüne Bohnen, Wachsbohnen, Perlbohnen, Artischocken (eßbare Teile), Blumenkohl, Porree, wenn sie jung sind und frisch.

2. Ranges sind: die Wurzelgewächse, die mehlige Kartoffel, Erdartischocke, Stachys, der ersten Gruppe noch sehr nahe stehend; außerdem Möhre, Pastinak, Petersilienwurzel, Sellerie, Rübe (ganz junge Teltowrübe gewiß auch der 1. Gruppe sehr nahestehend), Kohlrabi, Zwiebel.

Bei diesen Gemüsen 2. Ranges wird schon ganz besonders darauf zu achten sein, daß sie ganz jung und mürbe sind, möglichst wenig holzig. Gegen Frühjahr werden sie in der Beziehung schlechter. Auch ist hier auf besonders gut und gründlich durchgeführte Wärmeeinwirkung Gewicht zu legen — für den Zweck der vollkommenen Mürbigkeit.

Schneidebohnen, so wie sie gewöhnlich im Handel vorkommen, groß, ganz ausgewachsen, sind sehr niedrigen Ranges.

3. Ranges sind: die Blattkohlarten, weil sie sehr dichte und feste Textur haben und einen besonders hohen Gehalt an blähenden Stoffen. Daher ist auch eine mit äußerster Sorgfalt und Gründlichkeit durchgeführte Wärmebeeinflussung nötig, am besten mit zweimal Wasser und dann mit Dampf.

Gemüsedauerwaren. Die einfachste Methode, Gemüsedauerwaren zu erhalten, ist die Lagerung in Kühlräumen, durch die es gelingt, z. B. Kartoffeln, Rüben und Kohle für längere Zeit völlig genußfähig zu erhalten. In großem Maße hat das Verfahren des Konservierens in Weißblechdosen Eingang gefunden. Es gelingt auf diese Art und Weise, die Gemüse in Ansehen und Geschmack völlig zu erhalten. In den Monaten, in denen frische

---

[1] JÜRGENSEN, CHR.: Kochlehrbuch und praktisches Kochbuch.

Gemüse nicht zur Verfügung stehen, können wir *ohne Bedenken* von diesen Gemüsekonserven Gebrauch machen. Die übrigen Verfahren des Einsalzens und der Säuerung sind dadurch ganz verdrängt worden.

Hülsenfrüchte. Unter *Hülsenfrüchten* oder *Leguminosen* verstehen wir die *Erbse*, die *Linse*, die *Gartenbohne*, die *dicke Sau-* oder *Puffbohne* und die *Soyabohne*. Die Hülsenfrüchte nehmen den Gemüsen gegenüber eine gewisse Sonderstellung ein. Sie enthalten wesentlich mehr an Proteinen, die allerdings nicht vollwertig sind. Außerdem sind sie — und das ist für die Ernährung von Gichtkranken zu beachten — reich an Purinbasen; sie sind ausgezeichnet durch einen besonders hohen Gehalt an Zellulose. Beim Kochen mit hartem, d. h. kalkreichem Wasser werden die Hülsenfrüchte durch eine Veränderung der zellulosehaltigen Substanz hart. Deshalb hängt für ihre Verdaulichkeit außerordentlich viel von der richtigen Kochweise ab. Sie werden am besten mit destilliertem Wasser oder unter Zusatz von doppeltkohlensaurem Natron gekocht; aber auch dann noch stellen die Hülsenfrüchte durch ihren Zellulosereichtum Nahrungsmittel dar, die Magen- und Darmkanal ganz erheblich belasten.

d) Obst.

Botanisch entstammt das Obst den verschiedensten Familien, jedoch haben die verschiedenen Sorten viele Eigenschaften sowie die Form der Verwendung und Zubereitung gemeinsam. Wir unterscheiden: *Schalenobst, Kernobst, Steinobst, Beerenobst, Südfrüchte*. Die es in erster Linie auszeichnenden Merkmale sind der Gehalt an Kohlehydraten und Vitaminen, an Mineralstoffen und Zellulose. Demgegenüber tritt der Stickstoffgehalt, der Puringehalt wesentlich zurück. Fett ist meist nur in Spuren vorhanden, mit Ausnahme der fettreichen Nüsse, Mandeln und Oliven. Ferner ist hervorzuheben der reichliche Wassergehalt, der durchschnittlich etwa 80% beträgt. Die Hauptquelle der Kalorien ist in dem Kohlehydratgehalt zu finden, der bei den einzelnen Sorten zwischen 10—25% etwa schwankt. Gegenüber dem Getreide ist der Zucker mehr in löslicher Form enthalten, und zwar als Traubenzucker, Fruchtzucker und Rohrzucker. Je reifer eine Frucht ist, um so mehr wird aus der Stärke löslicher Zucker gebildet. Auf dieser Tatsache beruht die gute Ausnutzbarkeit der Kohlehydrate des Obstes. Der Rohfasergehalt, der durchweg ein reicher ist, beeinflußt die Resorption und Verwendbarkeit in der Diätkost; allerdings bestehen hier zwischen den einzelnen Sorten sehr weitgehende Differenzen. Unter den Mineralstoffen finden sich besonders Kali und Phosphorsäure; größtenteils besteht ein Basenüberschuß. Bei den Vitaminen haben wir reichlich B-Vitamine und vor allen Dingen C-Vitamine. Die geschmacklichen Eigenschaften des Obstes werden bestimmt durch die Fruchtsäure und die stets für die einzelnen Sorten charakteristischen Aromstoffe. Für die allgemeine Ernährung bedeutet Obst ein wichtiges, Abwechslung bietendes und stets gern genossenes Nahrungsmittel. Wenn auch diese Tatsache schon ziemlich Allgemeingut geworden ist, so stehen seiner Verwendung häufig leider noch finanzielle Schwierigkeiten im Wege. In der Krankenkost bestehen dem uneingeschränkten Obstgenuß gegenüber häufig Gegenanzeigen; andererseits gestattet die Obstkost in der Verschiedenheit ihrer Formen bestimmten diätetischen Gesichtspunkten in besonderer Weise gerecht zu werden. Es sei für die letztere Aufgabe nur auf die Bedeutung der eiweißarmen, purinarmen Kost hingewiesen, in der Obst gemeinsam mit anderen Nahrungsmitteln oder als ausschließliche Obstkost Verwendung finden kann; ferner gestattet Obst eine kalorienarme Ernährung in besonders angenehmer und bequemer Weise durchzuführen, da selbst größeren Mengen Obst, die sättigend wirken, immer noch wenig Gesamtkaloriengehalt zukommt.

Gleichmäßiges über die Ausnutzung zu sagen ist nicht möglich, da — wie erwähnt — die Rohfasermenge und die Rohfaserbeschaffenheit bei den einzelnen Fruchtsorten erheblich schwankt, und da die Ausnutzung der Nährstoffe im wesentlichen von der Art und Menge der Zellulose abhängig ist. Bei dieser Frage der Ausnutzung muß auch die Art der Zubereitung des Obstes berücksichtigt werden.

Da wir ebenso wie beim Gemüse nur eine kurze Zeit des Jahres frisches Obst zur Verfügung haben — ein Nachteil, der allerdings jetzt durch die reichere Einführung von ausländischem Obst und besonders Südfrüchten ausgeglichen wird —, müssen wir uns mitunter mit *Obstdauerwaren* helfen. Durch diese kann ein großer Teil der Überproduktion in den Sommermonaten für die Ernährung im Winter erhalten werden. Unter den bekannten Verfahren der Obstkonservierung, soweit die Früchte nicht durch Lagerung haltbar sind (z. B. Äpfel, Bananen), steht in erster Linie das Trocknen (*Dörrobst*), die *Obstkonserve* und das *eingekochte* Obst (Mus, Marmelade, Gelee, Fruchtsäfte, Fruchtsirup, Obstkraut). Allerdings ist im allgemeinen das *Rohobst* geschmacklich am besten, sein Gehalt an Mineralstoffen und an Vitaminen am reichlichsten. Dagegen ist rohes Obst eine stärkere Belastung für den Magen und Darm. Das liegt nicht nur an dem Zellulosegehalt, sondern auch an den Fruchtsäuren, die einmal als Saftlocker zu gelten haben und ferner auf die Darmperistaltik anregend einwirken. Gerade diese Wirkung der Fruchtsäure auf den Darmkanal ist recht erheblich. Bei gekochtem Obst findet durch die Zerkleinerung und den Kochprozeß eine Lockerung der Stützsubstanz statt, die die belastende Wirkung für den Darm verringert. Das Obst verhält sich in dieser Beziehung ähnlich wie die Gemüse.

Dörrobst ist von dem Gesichtspunkt der Darmbelastung aus in ungekochtem Zustand stärker belastend als rohes Obst; in gekochtem Zustand hingegen vielleicht noch etwas weniger belastend als gekochtes rohes Obst. Diese Tatsachen müssen bei der Diät für Darmkranke berücksichtigt werden, d. h. daß wir bei den meisten Erkrankungen der Verdauungsorgane, die eine Entlastung notwendig machen, meistens völlig auf Obst in jeder Form verzichten müssen. Dagegen kann bei der Behandlung von bestimmten Formen von Verstopfung mitunter gerade Obst in bestimmten Mengen und Sorten ein wertvolles Unterstützungsmittel bedeuten. Der Wert des Obstes bei eiweißarmer, purinarmer und auch bei kochsalzarmer Kost wurde bereits erwähnt.

Eine Sonderstellung unter dem Obst nehmen die *Nüsse* und *Mandeln* ein, die einen hohen Fettgehalt und einen geringeren Kohlehydratgehalt als die übrigen Obstsorten besitzen. Die Eiweiße der Nüsse und Mandeln sind biologisch vollwertig. Hieraus ergibt sich die Bedeutung, die gerade Nüsse und Mandeln in der sogenannten Rohkost gewonnen haben.

3. Gewürze.

sind alle die Stoffe, die durch ihren besonderen geschmacklichen Wert anregend auf den Appetit wirken. Wir haben bereits mehrfach erwähnt, daß solche Stoffe in den Nahrungsmitteln enthalten sind oder bei der Zubereitung derselben sich bilden (Röstprodukte, Extraktivstoffe, Fruchtsäuren, Aromstoffe). Im engeren Sinne versteht man aber unter Gewürzen die Zusätze, die bei der Zubereitung der Nahrungsmittel verwandt werden. Die meisten unserer Gewürze sind pflanzlicher Herkunft. Neben ihrer Wirkung auf den Geschmack besitzen sie aber in verschiedenster Weise auch Wirkungen, die unter Umständen in der Krankenkost unerwünscht sein können. Dabei ist die Wirkung auf die Absonderung der Verdauungssäfte, d. h. ihre safttreibende Wirkung, zu erwähnen. Diese kommt zum Teil direkt durch die chemische Wirkung der Gewürze, zum Teil auf psychischem Wege durch die Geschmackswirkung, zustande. Weiter ist zu beachten eine Reizwirkung auf die Schleimhäute des Verdauungskanals, auch mitunter des Harnapparates. Somit ergibt sich, daß wir häufig genug in der Menge und in der Auswahl der Gewürze bei der Zubereitung der Krankenkost uns Einschränkungen auferlegen müssen. Andererseits soll eine Kost aber auch nicht unnötig gewürzarm gemacht werden, da schon ohnehin die Durchführung mancher Kostverordnungen eine gewisse Eintönigkeit bedeutet. Es ist deshalb für die kochtechnische Verarbeitung der Gewürze eine gewisse Kenntnis dieser Eigenschaften und Wirkungen erforderlich, damit sie in geeigneter Weise fortgelassen oder angewendet werden. Ja mitunter sind es gerade gewisse harmlose pflanzliche Gewürze, die z. B. gestatten, eine notwendige Kochsalzarmut zu verdecken.

4. Die alkaloidhaltigen Genußmittel

sind nicht unter die eigentlichen Nahrungsmittel einzureihen, da sie Nährstoffe nur in unbedeutenden Mengen enthalten. Dagegen enthalten sie einen chemischen Körper, Alkaloid, der ihnen bestimmte Eigenschaften verleiht. Die Wirkung dieses Alkaloids bezieht sich weniger auf den Verdauungskanal als auf eine Anregung des Zentralnervensystems. Die meist verwendetsten alkaloidhaltigen Genußmittel sind *Kaffee* und *Tee* mit dem Alkaloid *Koffein* und *Kakao* mit dem Alkaloid *Theobromin*. Die Wirkungen des Koffeins sind verschiedener Natur. Wir unterscheiden eine erregende Wirkung auf das Großhirn (anregende, Müdigkeit verscheuchende Wirkung), Wirkungen auf den Kreislauf und auf die Nieren (Erhöhung der Harnabsonderung). Ferner wirkt Koffein erregend auf die Darmbewegung ein. Koffein für sich allein ist bereits ein starker Locker für den Magensaft. Hierzu kommen beim Kaffee die Röstprodukte, die im gleichen Sinne wirken; deswegen ist Kaffee bei den meisten Erkrankungen der Verdauungsorgane, in der Regel auch bei Gallenerkrankungen unter allen Umständen zu vermeiden. Im *koffeinfreien Kaffee* ist zwar eine wesentlich geringere Menge von Koffein — etwa nur der 10. Teil — enthalten, jedoch wirken die Röstprodukte unverändert. Auch die als *KaffeeErsatz* gebräuchlichen Mittel enthalten sämtlich diese Röstprodukte.

Beim *Tee* ist die Menge des im Getränk enthaltenen Koffeins geringer als beim Kaffee; Röstprodukte enthält der Tee in nennenswerter Weise nicht. Der Theobromingehalt des *Kakaos* ist bei der Form des Getränkes nur ganz geringfügig. Jedoch ist es für die Diätetik zu berücksichtigen, daß Kakao und ganz besonders Milchkakao ein großes Sättigungsgefühl und vielfach Verstopfung verursacht. Dadurch wird der Appetit und die Aufnahme der übrigen Nahrungsmittel verringert.

5. Die alkoholhaltigen Genußmittel

sind für die Frage ihrer Verwendung in der Kranken- und Diätkost noch besonders zu betrachten. Neben der Wirkung des Alkohols überhaupt spielen die Alkoholkonzentration in den einzelnen Getränken, die Art der Getränke und die neben dem Alkohol sonst noch enthaltenen Stoffe eine Rolle. Alkohol wird vom Organismus schnell, zum Teil schon im Magen resorbiert und im Körper verbrannt. Dabei bildet 1 g Alkohol 7 Kal. Diese Kalorien werden als Energie verwendet und können Kohlehydrate sparen. Als ein Nährstoff ist der Alkohol aber nicht anzusehen. Es wäre auch falsch, vom Gesichtspunkt der sparenden Wirkung von Kohlehydraten den Nährwert des Alkohols zu begründen und seine schädlichen Wirkungen zu übersehen. Für den Magen ist Alkohol ein saftabsonderndes Mittel. Da viele alkoholhaltigen Getränke noch Geschmacksstoffe enthalten, so können sie allgemein als appetitanregend gelten; jedoch müssen bei allen Reizzuständen des Verdauungskanals Branntweine und Liköre von vornherein ausscheiden. Auch Weine erhöhen zumeist die Säurebeschwerden. Bei akuten oder chronischen Fiebererkrankungen allgemeiner Art, die mit einem Daniederliegen des Appetits einhergehen, läßt sich von der appetitanregenden Wirkung der alkoholhaltigen Getränke in geringer Menge Gebrauch machen. Man richte sich dabei in der Auswahl des Getränks ganz nach dem Wunsch des Kranken. Schädlich für Erkrankungen des Magens, der Gallenwege und des Darms ist ferner die kalte Beschaffenheit, in der die alkoholhaltigen Getränke meistens genossen werden. Bei Darmstörungen, die mit Durchfall einhergehen, ist die stopfende Wirkung des Rotweins und des Heidelbeerweins mitunter eine für die Diät nutzbringende Unterstützung. Biere, und besonders die dunklen und die Malzbiere, besitzen einen ziemlich hohen Kaloriengehalt; sie können dadurch bei Appetitlosen zur Erhöhung der Kalorienzufuhr gebraucht werden. Weitgehende Beschränkung ist bei allen Erkrankungen der Harnwege sowie besonders auch bei Gicht erforderlich. Bei Erkrankungen des Kreislaufapparates ist — neben der ungünstigen Wirkung des Alkohols auf diesen Apparat selbst — auch die große Flüssigkeitsmenge, die mit dem Genuß von alkoholhaltigen Getränken dem Körper zugeführt wird, schädlich.

B. Kostformen.

Obgleich der Sinn einer Krankenernährung in der größten Individualisierung liegt, ist bei der Eigenart des Küchenbetriebes im Krankenhaus eine gewisse Schematisierung nicht zu umgehen. Deshalb wird es sich für die *allgemeine* Krankenernährung nicht vermeiden lassen, an dem System bestimmter, gleichmäßig zusammengesetzter *Kostformen* festzuhalten. Inwieweit aber die Durchführung spezieller — für die Behandlung des Kranken dringend erforderlicher — diätetischer Maßnahmen trotzdem möglich ist, wird in dem Kapitel über die Diätküche ausführlich auseinandergesetzt werden. Um jedoch auch bei der allgemeinen Krankenernährung dem individuellen Gesichtspunkt in weitgehendem Maße Rechnung tragen zu können, müssen die Kostformen einen so weiten Spielraum haben, daß den ärztlichen Anforderungen ohne große Umstellung im Betrieb entsprochen werden kann. Gewöhnlich glaubt man dieser Forderung dadurch zu genügen, daß man neben den festliegenden allgemeinen Kostformen eine größere Anzahl spezieller Kostverordnungen ebenfalls durch Aufstellung bestimmter Schemata zur Anwendung bringt. Die praktische Durchführung gestaltet sich dann am leichtesten in der Weise, daß die allgemeinen Kostformen für die überwiegend große Zahl von Kranken der Hauptküche vorbehalten bleiben, alle übrigen Kostverordnungen jedoch in den Betrieb einer besonderen Diätküche verlegt werden. Selbstverständlicherweise können örtliche Gesichtspunkte und bestimmte Anforderungen, die sich aus der Größe des Krankenhauses ergeben, oder die sich aus der Art der in diesem Krankenhaus untergebrachten Kranken herleiten, bestimmte organisatorische Anordnungen bedingen. Deshalb haben die Vorschläge, die im folgenden über die Kostformen gemacht werden, keine *absolute* Gültigkeit. Um jedoch allen Anforderungen gerecht zu werden, sollen die Kostformen im weitesten Rahmen und möglichst lückenlos gebracht werden, damit sie die Grundlage für alle vorhandenen Krankenhausbetriebe bilden können.

Die Einteilung wird nach folgenden Gesichtspunkten erfolgen:

I. *Allgemeine* Kostformen;
II. *Probe*kosten;
III. *Sonder-* oder *Diät*kostformen.

Hierbei wird unberücksichtigt gelassen, in welcher Weise die Kostformen II und III in den Betrieb der Haupt- oder der Diätküche verlegt werden. Das ist jeweils von der Organisation des

Krankenhauses und dem Rahmen, den eine Diätküche erhalten soll, abhängig.

Vorschläge über die Aufgaben der Diätküche finden sich in dem besonderen Kapitel hierüber.

I. Allgemeine Kostformen.

Bei Krankenhäusern, in denen Patienten verschiedener Klassen aufgenommen werden, wird es sich nicht vermeiden lassen, die allgemeinen Kostformen zu teilen nach der Verpflegung *I., II. und III. Klasse.* Die Grundlage für die innerhalb dieser drei Klassen zu verabreichende Kost bildet die Berechnung nach dem *Kostsatz*, der entsprechend den Gebühren in den einzelnen Klassen bestimmt werden muß. Innerhalb dieses Kostsatzes kommen dann die diätetischen Gesichtspunkte zur Geltung. Für jede der drei Klassen muß dann weiter eine bestimmte Anzahl von Kostformen festgelegt werden. Aus praktischen Gründen empfiehlt es sich, hier vier Kostformen zu bilden. Der Einheitlichkeit halber seien die Bezeichnungen wiedergegeben, wie sie vom *Gutachterausschuß für das öffentliche Krankenhauswesen* in seinen Richtlinien für das Beköstigungs- und Küchenwesen angegeben wurden[1]:

Form I oder Normalkost.
Form IIa oder Schonkost mit Fleisch.
Form IIb oder Schonkost ohne Fleisch.
Form III oder Fieberkost.

I. Form. Die *I. Form oder Normalkost* ist eine Kostform, die nach den bereits besprochenen Gesichtspunkten über die Anordnung einer Normalkost zusammengestellt wird. Sie setzt Kranke voraus, deren Verdauungsorgane keinerlei Störungen aufweisen oder die im ganzen fähig sind, eine Normalkost zu verzehren. Sie wird verabfolgt an einen großen Teil der chirurgisch Kranken, an Augenkranke, an Haut- und Geschlechtskranke, an Genesende in fortgeschrittenerem Stadium, an Hausschwangere, Wöchnerinnen, Tuberkulöse u. a.

Sie kann in ihren Hauptgerichten *auch die Grundlage für die Personalkost* abgeben, weil dadurch eine Vereinfachung im Küchenbetrieb möglich ist. Jedoch muß gerade beim Personal, welches jahrelang die Kost der Krankenhausküche verabfolgt bekommt, noch mehr, als es schon für die Krankenkost angestrebt werden soll, für reichliche Abwechslung in der Zusammenstellung der Kost-

---

[1] „Richtlinien für den Bau und den Betrieb von Krankenanstalten". Aufgestellt vom Gutachterausschuß für das öffentliche Krankenhauswesen in den Jahren 1925—1928. Berlin: Julius Springer 1929.

zettel Sorge getragen werden. Deshalb ist es ratsam, *als Unterabteilung der Kostform I* eine
Form für Ärzte, Schwestern und sonstiges Personal
nach besonderen Kostzetteln aufzustellen. Sind verschiedene Verpflegungsklassen vorhanden, so wird je nach den geltenden Bestimmungen festzulegen sein, entsprechend welcher Verpflegungsklasse diese Personalkost verabreicht werden soll.

In den Krankenhäusern, in denen Kranke nur nach einer Klasse verpflegt werden, wird es sich nicht umgehen lassen, für das Personal völlig abweichende und selbständige Kostzettel aufzustellen.

Die *Zusammenstellung der I. Form* soll so lückenlos gestaltet werden, daß zu dieser Kost *Sonderverordnungen* (Zulagen, Zusatzverordnungen) so wenig als nur irgend möglich gegeben werden sollen.

Nur für *ganz besondere Fälle* soll von dieser Bestimmung abgegangen werden, wenn es sich um Kranke handelt, die über das gewöhnliche Maß hinaus mit Kalorien versorgt werden müssen (z. B. Tuberkulöse). Eine Genehmigung durch eine leitende Stelle (ärztlicher Direktor) für solche Zusatzverordnungen ist angebracht, um sie auf den wirklich notwendigen Umfang zu beschränken.

Ob Weiß- oder Schwarzbrot bei der I. Form von den Stationen verlangt wird, kann freigestellt werden.

Bei der *Auswahl der Nahrungsmittel* und der Gerichte besteht für die Küche bei dieser Form fast keine Einschränkung. Man wird zwar im allgemeinen mit Rücksicht darauf, daß es sich um Kranke handelt, eine zu intensiv belastende, schwere Kost vermeiden müssen. Immerhin ist entschieden darauf zu achten, daß in den Grenzen des zugestandenen Kostsatzes für weitgehendste *Abwechslung und Schmackhaftigkeit* gesorgt wird.

Wenn auch durch den Kostsatz Grenzen in der Auswahl der Nahrungsmittel und in ihrer Menge gegeben sind, dürfen doch die in dem theoretischen Teil ausgeführten Grundsätze nie aus dem Auge gelassen werden.

Es ist *nicht gestattet, unter Vernachlässigung der Ernährungslehre sich ausschließlich von ökonomischen Gesichtspunkten leiten zu lassen.* Darunter würde der Sinn einer Krankenernährung leiden.

Daß sehr viel von der geschickten Ausnutzung und Verarbeitung des Rohmaterials abhängt, daß die Art des Einkaufs nach *fachmännischen Erwägungen* die Leistung eines Küchenbetriebes zu steigern in der Lage ist, daß der *Schutz vor Verlusten* bei der Lagerung sich letzten Endes in der Güte der Kost auswirken muß, daß der *Transport* und die *Ausgabe* der Speisen nachträgliche

Verschlechterungen der Mahlzeiten verhüten kann und muß, alles dies sei nur nebenher erwähnt.

Bei der *Aufstellung einer Kostform muß*, wie es eingehend besprochen wurde, der Kaloriengehalt, die Verteilung der einzelnen Nährstoffe innerhalb des einzelnen Tagessatzes, der Vitamingehalt usw. Berücksichtigung finden. Deshalb ist es unbedingt erforderlich, ein Schema zu bilden, das diesen Punkten Rechnung trägt und bei der Aufstellung der Kostzettel gestattet, diese Berechnung schnell und möglichst genau auszuführen.

Da bei der I. Form Zusatzverordnungen möglichst zu vermeiden sind, muß der notwendige Kaloriengehalt in ihr völlig enthalten sein.

Als Beispiel diene folgende Angabe für eine Tageskost. Sie enthält:
rund 3000 ausnutzbare Kalorien,
103 g tierisches und pflanzliches Eiweiß,
95 g Fett,
431 g Kohlehydrate.

Fleischwaren	175 g
Ei	1 Stck.
Milch	250 g
Käse	50 g
Brot und Gebäck	400 g
Kartoffeln	500 g
Gemüse oder Obst	300 g
Getreidemehl oder Präparate hieraus	100 g
Butter und Fett	75 g
Zucker	30 g

Die Zahlen beziehen sich auf das *Rohgewicht* ohne Abfälle. Für die Aufstellung von Kostzetteln bedürfen die obigen Zahlen einer genauen Spezifikation, da gerade bei Fleisch und Gemüse je nach Art und Sorte die Gewichtsmenge zwischen Rohmaterial und ausnutzbarem Anteil erheblich schwankt.

Selbstverständlich ist es nicht notwendig, ja nicht einmal empfehlenswert, bei der *allgemeinen* Beköstigung täglich Fleisch zu verabreichen. Man wird gut tun, fleischfreie Tage und auch Fischtage einzuschieben. Im allgemeinen pflegt bei uns in Deutschland viel zu viel Fleisch gegessen zu werden. Der Fleischverbrauch in Italien, Frankreich und Deutschland ist 1:2:3 (KARL BORNSTEIN). Es ist dringend zu wünschen, daß die Kranken während ihres Aufenthaltes im Krankenhaus darüber unterrichtet werden, welche Art der Ernährung für sie die zweckmäßigste und für ihren Gesundheitszustand die zuträglichste ist.

Um eine Gleichmäßigkeit in der täglichen Verteilung zu erzielen, empfiehlt es sich, *folgendes Verfahren* einzuschlagen:

1. In einem Schema wird die Verteilung der einzelnen Nahrungsmittel auf die verschiedenen Mahlzeiten festgelegt.

Allgemeine Kostformen.

2. In einer Tabelle werden die fertigen Gerichte nach ihrer Zusammensetzung, der Menge der für die einzelnen Gerichte zu verwendenden Rohmaterialien, ihren Nährstoffen, ihrem Nährwertgehalt und den Kosten für ein solches Gericht zusammengestellt.

1. Beispiel für ein Schema der täglichen Speisenverteilung:
1. Form.

	I. Tisch	II. Tisch	III. Tisch
1. Frühstück	Kaffee od. Tee od. Kakao g Milch	Kaffee od. Tee od. Kakao g Milch	Kaffee g Milch
2. Frühstück	Fleischbrühe g Aufschnitt Ei	g Aufschnitt	g Wurst od. Käse
Mittagessen	Suppe Zwischengericht: g Fisch, g Kartoffeln oder g Gemüse m. Beilage Hauptgericht: g Fleisch, g Kartoffeln Salat, Kompott Nachtisch: Süßspeise	wie I. Tisch ohne Zwischengericht	Suppe g Fleisch oder g Fisch g Kartoffeln g Gemüse oder g Leguminosen od. g Teigwaren Kompott oder Salat oder Süßspeise, 3× in der Woche
Nachmittag	wie zum I. Frühstück.		
Abendessen	Suppe g Fleisch, oder g Fisch mit g Kartoffeln oder Eierspeise g Aufschnitt oder g Käse Tee, Milch	wie I. Tisch	Suppe oder Kakao g Wurst oder g Räucherwaren o. g Käse od. Ei od. g Teigwaren
Für den ganzen Tag:	g Butter g Marmelade g Zucker g Brot g Speisefett Getränke: Mineralwasser Wein	dt.	dt.

2. Beispiel für eine Tabelle der Speisenzusammensetzung.

Speisenzusammensetzung	Portion	1. Tisch	2. Tisch	3. Tisch	Eiw.	Fett	Kohlehydr.	Kal.	Kosten in RM
Fleischspeisen:									
Kalbsschnitzel:					32.5	13.1	0.75	258	0.79
Kalbfleisch	g	150	150	—	32.5	4,7	0.75	180	0.75
Butter	g	10	10	—	—	8.4	—	78	0.04
Mehlspeisen:									
Reisspeise:					11.0	17.4	55.6	349	0.26
Reis	g	25	25	25	2.0	0.1	40.5	89	0.02
Milch	l	1/10	1/10	1/10	3.4	3.6	4.8	67	0.03
Eier	St.	1	1	1	5.6	5.3	0.3	74	0.10
Butter	g	10	10	10	—	8.4	10.0	78	0.04
Zucker	g	10	10	10	—	—	—	41	0.07

Die Aufstellung dieser letzten Tabelle kann sich nur in Anlehnung an die bewilligten Kostsätze durchführen lassen, da diese die Grundlage für die in die Tabellen einzusetzenden Gewichtsmengen bilden. Ihre Durcharbeitung erfordert zweifellos eine große Arbeitsleistung; liegt aber einmal eine solche Tabelle — und zwar mit möglichst zahlreichen Einzelgerichten — vor, so bietet sie solche Vorteile, daß es sich wohl verlohnen dürfte, eine solche Aufstellung vorzunehmen. Sie gestattet eine schnelle Zusammenstellung der Wochenspeisezettel unter Berücksichtigung der Forderungen der Ernährungslehre. Die erheblichen Schwankungen und Fehler, die sonst unvermeidbar sind, verschwinden; Kaloriengehalt, Eiweißmenge usw. können mit einer ziemlichen Konstanz auch in der täglichen Kostverordnung rechnerisch festgestellt werden. Ferner gestaltet sich die Bestimmung der Kosten für den Tag oder die Woche relativ einfach. Es wird dabei auch ein Fehler leichter vermieden, der noch häufig gemacht wird: daß nämlich ein qualitativ besonders guter Tag durch Ersparnisse an einem anderen Tag wieder eingebracht wird. Die Ergänzungen und Änderungen der Marktpreise in den Tabellen werden ohne eine besondere Personalbelastung monatlich durchzuführen sein.

II a Form. Für die Aufstellung der Kostzettel gilt sinngemäß das, was oben über die I. Form ausgeführt wurde. Bei der II a *Form* handelt es sich um eine Kost, die angewendet werden soll, wenn eine Schonung des Verdauungsapparates erforderlich ist. Die Gründe für eine solche Schonung können einmal in einer Erkrankung des Verdauungsapparates selbst liegen; sie wird aber auch sehr häufig bei Bettlägerigen in Frage kommen, die eine Belastung durch die Kost, wie sie die I. Form darstellt, nicht vertragen. Es ist notwendig, bei der II a Form genau anzugeben, *welche Speisen in Fortfall zu kommen haben.*

Allgemeine Kostformen.

Verbotene Speisen	Verbotene Zubereitungsformen bei erlaubten Speisen
Suppen: Fruchtsuppen, Biersuppen, Weinsuppen, Suppen mit starken Gewürzen (Ochsenschwanz, Krebs, Mocturtle, Wildsuppe), Sauerampfer	Brühe mit Kräutern, ungebundene und nicht durchs Sieb gegebene Suppen, reichlicher Gewürzzusatz (mit Ausnahme von Salz), reichlicher Fettzusatz
Fleisch, innere Organe und Schlachtabfälle: Schwein, Hammel, Nieren, Schweineleber, Lunge, Milz, Kalbskopf, Kalbsfüße, Ochsenmaul, Ochsenschwanz	Bindegewebsreiches Fleisch, rohes oder halbrohes Fleisch, in Essig eingelegtes Fleisch, gepökeltes und geräuchertes Fleisch
Geflügel: Ente, Gans Truthahn, Wildente	Geflügel in scharfen Tunken
Wild: Wildschwein	Zu starker haut goût, gespickt oder mit Speckzulage
Fisch: Aal, Lachs, Hering, Karpfen	Geräucherte, gesalzene und marinierte Fische, getrocknete, in Öl gebackene oder gebratene, in Essig zubereitete Fische
Schaltiere: Hummern, Krebse, Muscheln, Krabben	
Wurst und Fleischdauerwaren: Alle Würste (mit Ausnahme von feiner Mettwurst [Teewurst], feiner Kalbsleberwurst, Wiener Würstchen), Corned beaf, Speck, Rauchfleisch, Sülze, Aspik (Zunge und Schinken: roh, gekocht und Lachsschinken erlaubt)	
Tunken:	Mit Wein, mit Schnaps, mit starken Gewürzen, mit Essig, mit Fruchtsaft, mit Speck oder zu reichlich Fett. Alle Arten von Mayonnaisen und Kräutertunken
Gemüse: Alle Kohl- und Krautarten (mit Ausnahme von Blumenkohl, Rosenkohl, jungen Kohlrabi). Rüben (mit Ausnahme von Karotten und Mohrrüben), Hülsenfrüchte, Sellerie, Rettich, Radieschen, Zwiebel, Lauch, Meerrettich, Pilze, Gurken	Rohe Gemüse, mit Essig
Kartoffeln: Kein Verbot	Roh, pommes frites, Bratkartoffeln, Puffer, Kartoffelklöße u. dgl., Kartoffelsalat

Verbotene Speisen	Verbotene Zubereitungsformen bei erlaubten Speisen
Salate: Aus obengenannten verbotenen Gemüsen, Bohnensalat, rote Rüben, Heringsalat, ital. und Fleischsalat	Mit Mayonnaisen, mit Tunken, mit Zwiebel, Muskat, Pfeffer, Knoblauch
Milch und Milchgerichte: Richten sich nach der jeweiligen ärztlichen Verordnung	
Käse: Chester, Gorgonzola, Camembert, alter Holländer, harter Schweizer, Tilsiter, Romadour, Roquefort, Limburger, Kräuter, Kümmel, Mainzer, Harzer, Bierkäse	
Butter, Fette und Öle: Schmalz, Talg, alle Öle außer Olivenöl I. Sorte	
Eier: Keine Verbote	
Brot, Gebäck, Konditorwaren: Roggenbrot, Pumpernickel, Schrotbrot, Lebkuchen, Honigkuchen, Marzipan, Pralinen, kand. Früchte, Ingwer	Gefüllte Kuchen (Obst, Marmelade, Kremfüllungen), Blätterteig, Torten mit Zusatz von Nüssen, Mandeln, Rosinen, Zitronat, Schlagsahne, Obst
Getreide und Mehlspeisen: Ganze Körner, Graupen und Grütze, mit Ausnahme von Reis	Mit zuviel Fett, knusprig und hart gebacken oder gebraten, Klöße, Knödel, zu reichlich Zuckerzusatz und sonstige Güsse, Strudel, Mohn, zu reichlich Rosinen und Zitronat
Süßspeisen:	Mit Schlagrahm, mit Wein und Spirituosen, mit rohem Obst, Gefrorenes
Obst und Kompott: Rohes Obst (mit Ausnahme von Bananen), Feigen und Datteln. Kompott von Erdbeeren, Heidelbeeren, Himbeeren, Johannisbeeren, Brombeeren, Stachelbeeren, Preißelbeeren	Mit Essig, mit Branntwein, ungeschält, saure Sorten
Dörrobst:	Ungekocht
Marmeladen: Sämtlich verboten. Gelee erlaubt	
Fruchtsäfte: 1. Alle frischen Fruchtsäfte (mit Ausnahme von Apfelsinensaft, Zitrone und Weintrauben). 2. Sirup als Getränk, unverdünnt	
Getränke: Kaffee, Eisgetränke, Weißwein, Süßwein, Obstwein, Branntwein, Liköre,	

IIb Form. Die *IIb Form* unterscheidet sich von der IIa Form darin, daß sie *frei* von sämtlichen *Fleisch* und allen Fleischgerichten ist. Außerdem soll der Verarbeitung der Gerichte insofern noch besondere Aufmerksamkeit gewidmet werden, als sie möglichst in pürierter Form gereicht werden sollen.

III. Form. Die *III. Form* lehnt sich an die IIb Form an; es fallen fort alle Gemüse, sowie sämtliche Speisen, die nicht in flüssiger oder breiiger Konsistenz verabfolgt werden können.

Sonderzulagen.

Wenn auch der Rahmen, in dem die aufgestellten Kostformen gehalten wurden, im allgemeinen als ausreichend und zweckmäßig für die Ernährung des einzelnen Kranken anzusehen ist, muß es dennoch eine Möglichkeit geben — mit Rücksicht auf die Erkrankung des einzelnen — irgend eine Speise der allgemeinen Diätform durch eine andere zu ersetzen. Ebenso muß man — aus besonderen Gründen — bei der allgemeinen Beköstigung gewisse Speisen zufügen oder fortlassen können, sofern die Beköstigung des Kranken überhaupt für eine der genau angegebenen, allgemeinen Kostformen geeignet ist und nicht der Ernährung durch die Diätküche (s. später) bedarf. Diesem Zweck dienen die *Sonderverordnungen (Zulagen, Zusatzverordnungen)*. Sie können angewandt werden, wenn die Ernährung besonders reichhaltig an Kalorien gestaltet werden soll (z. B. für Tuberkulöse, für Rekonvaleszenten, deren Ernährungszustand durch eine überstandene Krankheit stark gelitten hat, für allgemein Unterernährte u. ä.).

Sie dienen ferner dem Zweck, die Kost abwechslungsreicher zu gestalten, wenn die Appetenz gewisser Kranken eine besonders schlechte ist.

Damit jedoch die Höhe des Kostsatzes durch zu reichliche Sonderverordnungen nicht zu stark belastet wird, müssen der Menge der gestatteten Sonderverordnungen eine bestimmte Grenze gesetzt werden. Es ist deshalb notwendig, daß die Zahl dieser Verordnungen durch eine schriftliche Genehmigung des ärztlichen Direktors *und* durch die Küchenverwaltung beaufsichtigt wird.

Als Beispiel für eine solche *Sonderverordnung* diene eine Liste, die der *Beköstigungsverordnung* für die Kranken und das Personal der Krankenanstalten *der Stadt Berlin* aus dem Jahre 1911 (also Vorkriegszeit) entnommen wurde.

Zulagen für Kranke.

Kalbskotelette, Schnitzel: Fleisch . . . . 200 g
                             Eier . . . . $1/4$ Stck.
Braten, warm oder kalt (Rind, Kalb oder Hammel, Schweine-) 200 g
Kalbshirn . . . . $1/2$—1 Stck.

Kalbsmilch	300 g
Rind- oder Kalbfleisch zur Bouillon	150 g
Schabefleisch: fertig	100 g
selbst zubereitet	200 g
Beefsteak: Fleisch	200 g
Eier	$1/_2$ Stck.
Falschen Hasen oder Bouletten: Rindfleisch	100 g
Schweinefleisch	90 g
Eier	$1/_4$ Stck.
Schinken	150 g
Feine Wurst	100 g
Schüsselsülze	300 g
Speck, fett oder durchwachsen	125 g
Schmalz	50 g
Heringe	1 Stck.
Hühner	$1/_4$—1 Stck.
Tauben	1 Stck.
Sardellen (5 Stück)	100 g
Brot	250 g
Schrotbrot	100 g
Branntwein	$1/_{10}$ Liter
Semmel	50 g
Zwieback	30 g
Butter	20 g
Milch	$1/_2$ Liter
Eier	1 Stck.
Käse	100 g
Haferschleim	50 g
Reisschleim	30 g
Milchreis: Reis	90 g
Milch	$1/_2$ Liter
Kartoffelbrei: Kartoffeln	250 g
Milch	$1/_{10}$ Liter
Gurken, saure	1 Stck.
Kopfsalat	1 Stck.
Frisches Obst	300 g
Backobst	100 g
Eingemachtes	200 g
Apfelsinen	1 Stck.
Zitronen	1 Stck.
Bayerisch Bier usw.	1 Fl.
Selterwasser	1 Fl.
Wein	1 Port.
Warmbier: Weißbier	1 Fl.
Eier	1 Stck.
Weinsuppe: Wein	2 Port.
Eier	$1/_2$ Stck.
Sago	20 g
Kakao: Kakao	20 g
Milch	$1/_2$ Liter
Schokolade: Schokolade	50 g
Milch	$1/_2$ Liter
Kaffee	15 g
Zucker, harter	30 g

Kochzucker	15 g
Tee	4 g
Milchgrieß: Grieß	80 g
Milch	$^1/_2$ Liter
Buttermilch	$^1/_2$ Liter
Weißer Käse	250 g
Eierkuchen: Eier	2 Stck.
Apfelmus von Ringäpfeln	50 g
Mehlsuppe: Mehl	40 g
Milch	$^1/_2$ Liter
Sahne	$^1/_2$ Liter
Beefsteak (Rindfleisch)	500 g

II. Probekosten.

Aus *diagnostischen Gründen* werden bestimmte *Probekosten* verabfolgt, von denen die einfacheren am besten von den Oberschwestern der einzelnen Stationen, die komplizierteren, d. h. umfangreicheren, in der Diätküche zubereitet werden. Die Zubereitung in der allgemeinen Küche kommt nur dann in Frage, wenn die Anstalten keine Diätküche besitzen. Der Sinn der Probekosten liegt darin, daß sie in ihrer Zusammensetzung und vor allen Dingen in der Gewichtsmenge und der Zubereitung *stets absolut konstant und genau* sein müssen. Denn die Werte — auf deren Befunde bei der Untersuchung des Mageninhalts, bzw. des Stuhlgangs nach einer für jede Probekost festgelegten Zeit nach Verabreichung der Probekosten, ärztlicherseits diagnostische Schlüsse gezogen werden dürfen — sind keine absoluten, sondern stets nur relative und haben nur dadurch eine gewisse Bedeutung, daß man sie unter- und miteinander vergleichen kann. Das setzt — wie gesagt — voraus, daß die Probekosten *qualitativ* und *quantitativ* stets gleich nach der, für jede einzelne genau angegebenen Vorschrift zusammengesetzt sind.

Die am häufigsten verwandten und wichtigsten Probekosten seien im folgenden zusammengestellt:

1. **Probemahlzeiten zur Sekretionsprüfung des Magens.**

a) *Probefrühstück nach Ewald-Boas.* Morgens nüchtern:
   400 ccm dünnen Tee ohne Zucker und Milch,
   40 g   Weißbrötchen ohne Butter.

b) *Trockenes Probefrühstück nach Boas.* Morgens nüchtern:
   5 Albertkeks.

c) *Alkoholprobetrunk nach Ehrmann.* Morgens nüchtern:
   15 ccm 96proz. Alkohol und
   185 ccm Wasser.

d) *Teeprobe nach Strauß und Gallewski.* Morgens nüchtern:
   300 ccm ungesüßter warmer Tee.

2. Probemahlzeiten zur Prüfung der Entleerungsfähigkeit des Magens.

a) *Das Probemittagessen nach Leube-Riegel:*
   400 ccm Rindfleischsuppe,
   200 g Beefsteak,
   50 g Kartoffelbrei,
   50 g Weißbrot.

b) *Die Probemahlzeit nach Kemp:*
   250 g Haferschleim,
   50 g Kalbfleisch, gewiegt,
   8 gekochte Backpflaumen,
   1 Eßlöffel Preißelbeeren,
   4 Schnitten Brot.

c) *Das Probeabendessen nach Kuttner:*
   200 g Milchreisbrei,
   30 g Preißelbeeren oder Korinthen.

d) *Das Probeabendessen nach Boas:*
   70—100 g Brot mit Butter,
   50—100 g kaltes Fleisch,
   400 g Tee mit Milch und Zucker.

3. Probemahlzeiten zur Funktionsprüfung des Magens und Darms.

Schmidtsche Probekost: Sie wird an drei aufeinanderfolgenden Tagen gleichmäßig verabfolgt und setzt sich folgendermaßen zusammen:

Morgens: $1/2$ Liter Milch oder Tee oder Kakao mit Milch oder Wasser gekocht, dazu eine Semmel mit Butter und ein weiches Ei.

Vormittags: Ein Teller Haferschleimsuppe mit Milch gekocht, durchgeseiht (Salz- oder Zuckerzusatz erlaubt). Statt dessen kann auch Mehlsuppe oder Haferbrei gereicht werden.

Mittags: $1/4$ Pfund gut gehacktes, mageres Rindfleisch, mit Butter leicht übergebraten (*inwendig roh!*). Dazu eine nicht zu kleine Portion Kartoffelbrei (durchgesiebt).

Nachmittags: Wie morgens, aber kein Ei.

Abends: $1/2$ Liter Milch oder ein Teller Suppe (wie zum Frühstück). Dazu eine Semmel mit Butter oder ein bis zwei weiche Eier (oder Rührei).

Ausnahmsweise kann ferner gestattet werden: Etwas Rotwein, etwas Kaffee, Bouillon, etwas gehacktes Kalbfleisch abends.

Die Verteilung der Speisen auf die einzelnen Mahlzeiten kann je nach den Gewohnheiten des Patienten geändert werden.

Für exaktere klinische Untersuchungen gibt Schmidt folgende detaillierte Vorschrift:

Morgens: $1/2$ Liter Milch, dazu 50 g Zwieback.

Vormittags: $1/2$ Liter Haferschleim (aus 40 g Hafergrütze, 10 g Butter, 200 g Milch, 300 g Wasser, ein Ei mit etwas Salz bereitet und durchgeseiht).

Mittags: 125 g gehacktes Rindfleisch (Rohgewicht) mit 20 g Butter leicht übergebraten (*inwendig roh*). Dazu 250 g Kartoffelbrei (aus 190 g gemahlenen Kartoffeln, 100 g Milch, 10 g Butter und etwas Salz bereitet).

Nachmittags: Wie morgens.

Abends: Wie vormittags.

III. Sonder- oder Diätkostformen.

Im folgenden sind die *Sonder- oder Diätformen* zusammengestellt und zwar ganz unabhängig von der Küchenorganisation, nur nach ärztlichen, d. h. diätetisch-therapeutischen Gesichtspunkten. Die Anordnung erfolgt nach der Art der Erkrankung. Bei der Auswahl der Diäten wurde besonders auf den Betrieb allgemeiner Krankenanstalten Rücksicht genommen. Deshalb kann die nachfolgende Zusammenstellung nicht den Anspruch völliger Lückenlosigkeit erheben, da dies die Grenzen dieses Handbuches überschreiten würde. Notwendige Ergänzungen sind in den Lehrbüchern der Diätlehre zu finden. Immerhin finden sich Diäten in solcher Reichhaltigkeit, daß sie für Krankenhausbetriebe aller Größe und Art im praktischen Gebrauch das Wichtigste bringen.

1. Diät bei Magen- und Darmerkrankungen.

a) Schonungskost bei akuten Magen- und Darmstörungen.

Das Anwendungsgebiet dieser Schonkost betrifft die verschiedenartigsten Erkrankungen des Magen-Darmkanals. In erster Linie die akuten, entzündlichen Prozesse infektiöser und nicht infektiöser Natur, ferner chronische Erkrankungen des Verdauungskanals, die einer strengen Entlastung bedürfen, wie vor allem auch Erkrankungen des Magens mit Entleerungsstörungen. Für diese Zwecke müssen je nach dem Stadium der Erkrankung verschiedene Formen der Schonungsdiät angewendet werden.

1. Bei den akuten Formen zuerst völlige Ruhigstellung des Magens. Nur kleine Mengen Tee (ungesüßt), Pfefferminztee, Kamillentee, Reiswasser, Eiweißwasser, Wasser mit Kognak.

2. Flüssige Kost: Schleimsuppen mit Wasser zubereitet, durchgeseiht, aus Haferflocken, Hafermehl, Hafergrütze, Gerste, Gerstenmehl, Grünkern, Reis oder Roggenmehl. Die Suppen können auch mit Bouillon (fettfrei aus Knochen gekocht) oder mit fettfreier Geflügelbrühe bereitet werden. Zusatz von Eigelb und etwas Butter erlaubt.

3. Flüssig-breiige Kost: Wie oben mit Zusatz von Milch. Die Schleimsuppen werden mit Zusatz von Milch bereitet. Dazu kommen Breie von Reis, Grieß, Mondamin, Kindermehl (Nestle u. ä.), evtl. Kartoffelschnee. Zwieback, Kakao, geröstetes Weißbrot. Ei, geschlagen mit Zucker und Kognak oder Rotwein. Mandelmilch, Haferkakao, Eichelkakao, Hygiama, Ovomaltine. Fleischgelee, Plasmongelee, Weingelee.

4. Entsprechend der oben angegebenen III. Form der allgemeinen Krankenhausküche.

b) Diät bei verminderter oder fehlender Salzsäreabsonderung.

Zweck der Diät.

a) Entlastung der Bindegewebsverdauung.
b) Entlastung der Verdauung der Bindesubstanz pflanzlicher Nahrungsträger.
c) Erleichterung der Eiweißverdauung.
d) Schutz der Magenschleimhaut.

Fleisch, Geflügel, Wild, Fisch, innere Organe: Nur *zartes, bindegewebsarmes* Fleisch von Kalb, Rind, Huhn, Taube, Fasan, Kapaun, Reh, Hasen, Schlei, Zander, Weißfisch, Hecht, Forelle, Hirn, Bries. *Nur* gargekochtes, gut durchgebratenes, *mageres,* gewiegtes, geschabtes Fleisch.

Wurst und Fleischdauerwaren: Keine geräucherten und gepökelten Würste, Fleisch und Fleischdauerwaren, mit *Ausnahme* von gekochtem Schinken.

Schaltiere: Nicht erlaubt.

Milch: Milch wird meist schlecht vertragen, daher nur mit Zusatz von Tee oder Kalkwasser oder zum Kochen der Suppen, Breie u. dgl. Sauermilch, Joghurt, dreitägiger Kefir.

Sahne: Nur in kleineren Mengen und zur Speisenbereitung.

Käse: Nur ungewürzte, bakterienarme Käse, wie Rahmkäse, Gervais, Weißkäse, Emmentaler ohne Rinde, Edamer Vollfettkäse.

Eier: Weich gekocht, Rührei, leichte Eierspeisen, wie Schaumomelette, Aufläufe.

Butter und Fette: Nur Butter — auch bei der Zubereitung der Speisen — in mittleren Mengen.

Getreide: Schleim- und Mehlsuppen aller Art, auch Grütze, Graupen, Grünkern, *durchgeseiht.* Alle Breie (Reis, Grieß, Mondamin, Tapioka, Sago u. a.), Makkaroni, Nudeln, Puddings aus Reis, Grieß u. a. Aufläufe, Flammerie.

Brot und Gebäck: Weißbrot, Brötchen, Zwieback, trockene Keks, Sandtorte, Biskuit. Alle zelluloseichen Brote und Gebäcke sind zu *vermeiden.*

Gemüse: Nur zellulosearme Sorten, wie Spinat, Mangold, Salatgemüse, Karotten, Blumenkohlspitzen, Spargelspitzen, junge grüne Erbsen, junge grüne Bohnen, Artischockenböden, Maronenbrei, alle *weich* gekocht oder *püriert.*

Kartoffeln: Nur als Brei.

Hülsenfrüchte: Evtl. als dünne Breie bei geeigneter Kochweise.

Obst: Nur die zelluloseärmeren Sorten als Kompott oder Püree (Äpfel, Birnen, Aprikosen, Pfirsich, Erdbeeren). Evtl. ein bis zwei rohe Bananen. Fruchtsäfte von frischen Früchten; Gelee und Obstcreme.

Gewürze: Nicht zu reichlich; genügend Kochsalz.

Kaffee: Nur ausnahmsweise.

Tee: Erlaubt.

Kakao: Hängt ab von der Verträglichkeit der Milch; sonst Wasserkakao.

Alkohol: Nur leichte Weine, keine konzentrierten alkoholhaltigen Getränke.

Nährpräparate: Mehlhaltige, wie Hygiama, Nestle, Kindermehl, Malzpräparate und Eiweißpräparate.

c) Diät bei gesteigerter Salzsäure- und Magensaftabsonderung.

Zweck der Diät.
a) Herabsetzung der Magensaftabsonderung.
b) Bindung der zu reichlich gebildeten Magensäure.
c) Reizarme Beschaffenheit der Kost im mechanischen Sinne.
d) Berücksichtigung der Grundkrankheit.

Fleisch, Geflügel, Wild, Fisch, innere Organe: Eiweiß hat im allgemeinen eine säurebindende Wirkung, jedoch kommt beim Fleisch die Wirkung der Extraktivstoffe, die starke Säurelocker sind, in Betracht. Diese letztere Wirkung ist stärker als die eiweißbindende Kraft des Fleisches. In besonderem Maße anregend auf die Säurebildung wirkt gebratenes Fleisch; ferner die gepökelten und geräucherten Fleischwaren, deshalb:

Beschränkung des Fleisches, möglichst nur einmal täglich in kleineren Mengen; bessnr gekocht als gebraten. *Zarte* Fleischsorten von Kalb und Rind; *kein* Hammel und Schwein. Gebratenes Fleisch *ohne* Rand (Kruste), unpaniert, *ohne* Tunke.

Huhn, Taube, Kapaun; *keine* Gans, Ente, *keinen* Fasan oder Truthahn.

Magere Fische, wie Schleie, Zander, Weißfisch, Hecht, Forelle; *gekocht*, nur mit frischer oder zerlassener Butter; *keinen* Lachs, Aal, Hering, Karpfen; *keine gebratenen* Fische; *kein* Wild.

Hirn und Bries; alle anderen inneren Organe *verboten*.

Wurst und Fleischdauerwaren: Nur zarter, gekochter Schinken, Lachsschinken, Zunge. *Kein* rohes, gesalzenes oder gepökeltes Fleisch; *keine*, Würste. *Keine* Fleischsäfte, Fleischgelees, Fleischbrühe, Suppenwürfel, Suppenwürze.

Schaltiere: Nicht erlaubt.

Milch: Bei guter Verträglichkeit derselben in mittleren Mengen, am besten angereichert mit Fett, d. h. Milch und Sahne im bestimmten Verhältnis gemischt oder Butterzusatz zur Milch, als Zusatz zum Tee, zum Kochen der Suppen, Breie u. dgl. *Keine* Sauermilch, Joghurt, Kefir, Buttermilch.

Sahne: In jeder Form; auch bei der Zubereitung der Speisen, wie Breie, Puddings, Krem, Suppen, Tunken, Gemüse. Schlagsahne. Die Menge richtet sich nach der Verträglichkeit.

Käse: Die milden Fettkäse und die nicht gewürzten Sorten, wie Gervais, Rahmkäse, Weißkäse (mit Butter oder Sahne angerührt), Creme double, Emmentaler und Edamer Vollfettkäse. Alle übrigen Käsesorten *verboten*.

Eier: Weich gekocht oder hart gekocht und gewiegt, Rührei, Eierspeisen, Eierschnee. Eierspeisen, die gebacken oder gebraten werden, *verboten*.

Butter und Fette: Reichlich Butter in jeder Form; Olivenöl in mittleren Mengen. Fette mit hohem Schmelzpunkt, wie Schmalz, Talg u. ä., *verboten*. Bei Butterzusatz muß jede Bräunung vermieden werden; Olivenöl darf nicht zum Backen verwendet werden.

Getreide: Schleim- und Mehlsuppen aller Art, auch Grütze, Graupen, Grünkern, *durchgeseiht*. Alle Breie (Reis, Grieß, Mondamin, Tapioka, Sago u. a.). Alle Suppen und Breie mit Zusatz von Butter oder Sahne. Nudeln, Aufläufe, Flammerie, Puddings aus Reis, Grieß u. a. Aufläufe und Puddings besser im Wasserbad als gebacken.

Brot und Gebäcke: Weißbrot, Brötchen, Zwieback, trockene Keks, Sandtorte, Biskuit.

Süßspeisen: Zucker wird nur mitunter gut vertragen; deshalb kann versuchsweise von den Süßspeisen Gebrauch gemacht werden, die aus Zucker, Sahne und Eiern bestehen und im Wasserbad oder als Krem zubereitet werden. *Keine* Zuckerwaren.

Gemüse: Nur zellulosearme Sorten, wie Spinat, Mangold, Salatgemüse Karotten, Blumenkohlspitzen, Spargelspitzen, junge grüne Erbsen, junge grüne Bohnen, Artischockenböden, Maronenbrei; alle *weich* gekocht oder *püriert*.

Kartoffeln: Nur als Brei

Hülsenfrüchte: Evtl. als dünne Breie.

Obst: Fruchtsäuren wirken oft als starke Säurelocker, besonders dann wenn reicher Zuckerzusatz dabei ist. Deshalb von rohem Obst nur die weichen Sorten, wie Apfel (geschabt) und Bananen, sonst in kleineren Mengen Kompott in Breiform von Apfel, Birnen, Pfirsich.

Ganz anders zu beurteilen sind die Mandeln und Nüsse, die durch ihren Fettgehalt in geriebener Form ganz besonders geeignet sind.

Keine Fruchtsäfte, Fruchtsirup, Gelee, Honig, Obstkrem.

Gewürze: Alles möglichst gewürzarm, auch Kochsalz nur in mäßiger Menge.

Kaffee: Verboten.

Tee: Mit Milch oder Sahne.

Kakao: Mit Milch oder Sahne, nur in kleineren Mengen.

Alkohol: Alkoholhaltige Getränke sämtlich *verboten*.

Nährpräparate: Mehlhaltige und Eiweißpräparate.

Bei der Behandlung der Hyperazidität wird häufig die **Lacto-vegetabilische Kost** angewendet. Diese läßt sich ohne jede Schwierigkeit aus den Nahrungsmitteln der vorgenannten Tabelle zusammenstellen, indem sämtliche Fleischgerichte (worunter auch Fleischbrühe, Fisch, Geflügel, Wild und innere Organe zu verstehen sind) gestrichen werden. Aus den dann übrigbleibenden Nahrungsmitteln ergibt sich das Erlaubte für die Lacto-vegetabilische Kost bei Hyperazidität.

d) **Diät beim Magen- und Zwölffingerdarmgeschwür.**

Zweck der Diät beim Magengeschwür und beim Zwölffingerdarmgeschwür ist die stärkere Entlastung und Schonung in mechanischer Hinsicht, sowie die Beeinflussung der in der Ätiologie des Magengeschwürs in erster Linie stehenden peptischen Verdauung und der Übersäuerung.

Jedes Schema der Ulkusbehandlung kann nur gewisse Richtlinien geben, aber innerhalb dieser durch das Schema festgelegten Richtlinien ist im einzelnen Fall individuelle Anpassung notwendig, die abhängt von Art und Schwere der Erkrankung und eventuellen Begleiterscheinungen bzw. Komplikationen.

Eine Anzahl der gebräuchlichsten Methoden sind im folgenden zusammengestellt:

1. Diätschema nach BRUGSCH.
2. Die von PENZOLDT modifizierte Leubesche Kostform.
3. Ulkus-Diät nach H. STRAUSS.
4. Lenhartzsche Ulkusdiät, Modefikation von LÜTJE.
5. Sippy Kur.

Sonder- oder Diätkostformen.

Diätschema nach BRUGSCH.

	Kuhmilch g	Mandelmilch g	Kartoffeln (als Brei) g	Reisbrei g	Zucker g
2. Tag	—	—	—	—	—
3. Tag	200	250	—	—	—
4. Tag	300	250	2× 50	—	—
5. Tag	400	250	2× 50	50	10
6. Tag	500	250	2× 50	50	15
7. Tag	500	250	2×100	100	20
8. Tag	500	500	2×100	200	40
9. Tag	500	500	2×100	200	40
10. Tag	500	500	2×200	200	40
11. Tag	500	750	2×200	200	50
12. Tag	500	750	2×200	200	50
13. Tag	500	1000	2×200	200	50
14. Tag	500	1000	2×200	200	50

Die von PENZOLDT modifizierte Leubesche Kostform.

Speisen oder Getränke	Größte Menge auf einmal	I. Kost, etwa 10 Tage: Zubereitung	Beschaffenheit	Wie zu nehmen
Fleischbrühe	250 g ($^1/_4$ l)	aus Rindfleisch	fettlos, wenig od. nicht gesalzen	langsam
Kuhmilch ..	250 g ($^1/_4$ l)	gut abgesotten, evtl. sterilisiert (Soxhlet-Apparat)	Vollmilch, evtl. $^1/_3$ Kalkwasser $^2/_3$ Milch	evtl. mit etwas Tee
Eier	1—2 St.	ganz weich, eben nur erwärmt oder roh	frisch	wenn roh, in die warme, nicht kochende Fleischbrühe, völlig verrührt
Fleischsolution Leube-Rosenthal .	30—40 g	—	darf nur einen schwach. Fleischbrühgeruch haben	teelöffelweise od. in Fleischbrühe verrührt
Keks (Albert) Biskuits ..	6 Stück	—	ohne Zucker	nicht eingeweicht, sondern gut kauen und einspeicheln
Wasser	$^1/_8$ l	—	gewöhnliches od. natürliches kohlensaures mit schwachem Kohlensäuregehalt (Selters)	nicht zu kalt

Die von Penzoldt modifizierte Leubesche Kostform.

Speisen oder Getränke	Größte Menge auf einmal	II. Kost, etwa 10 Tage: Zubereitung	Beschaffenheit	Wie zu nehmen
Kalbshirn ..	100 g	gesotten	von allem Hautartigen befreit	am besten in der Fleischbrühe
Kalbsbries (Thymusdrüse)	100 g	gesotten	ebenso, besonders sorgfältig herausgeschält	ebenso
Tauben	1 Stück	gesotten	nur jung, ohne Haut, Sehnen u. ä.	ebenso
Hühner	1 St. von Taubengröße	gesotten	ebenso (keine Masthühner)	ebenso
Rohes Rindfleisch	100 g	fein gehackt, geschabt, mit wenig Salz	vom Filet zu nehmen	mit Keks zu essen
Rohe Rinderwurst	100 g	ohne Zutat	wenig geräuchert	ebenso
Tapioka ...	30 g	mit Milch als Brei gekocht		

Die von Penzoldt modifizierte Leubesche Kostform.

Speisen oder Getränke	Größte Menge auf einmal	III. Kost, etwa 8 Tage: Zubereitung	Beschaffenheit	Wie zu nehmen
Taube	1 Stück	mit frischer Butter gebraten, nicht zu scharf	nur junge, ohne Haut usw.	ohne Sauce
Huhn.......	1 Stück	ebenso	ebenso	ebenso
Beefsteak ...	100 g	mit frischer Butter, halbroh (englisch)	das Fleisch vom Filet, gut geklopft	ebenso
Schinken....	100 g	roh, fein geschabt	schwach geräuchert, ohne Knochen, sog. Lachsschinken	mit Weißbrot
Milchbrot od. Zwieback od. Freib. Bretzeln ..	50 g	knusprig gebacken	altbacken, sogen. Semmeln, Weck usw.	sehr sorgfältig zu kauen, gut einspeicheln

Sonder- oder Diätkostformen.

Die von Penzoldt modifizierte Leubesche Kostform.

Speisen oder Getränke	Größte Menge auf einmal	III. Kost, etwa 8 Tage: Zubereitung	Beschaffenheit	Wie zu nehmen
Kartoffeln ..	50 g	a) als Brei durchgeschlagen b) als Salzkartoffeln zerdrückt c) als Gemüse in Salzwasser gekocht	die Kartoffeln müssen mehlig, beim Zerdrücken krümelig sein	—
Blumenkohl	50 g	als Gemüse in Salzwasser gekocht	nur die „Blumen" zu verwenden	

Die von Penzoldt modifizierte Leubesche Kostform.

Speisen oder Getränke	Größte Menge auf einmal	IV. Kost, etwa 8—14 Tage: Zubereitung	Beschaffenheit	Wie zu nehmen
Reh	100 g	gebraten	Rücken, abgehängt, doch ohne Hautgoût	—
Rebhuhn....	1 Stück	gebraten, ohne Speck	junge Tiere, ohne Haut, Sehnen, die Läufe usw. abgehängt	—
Roastbeef ..	100 g	rosa gebraten	von gutem Mastvieh, geklopft	warm oder kalt
Filet	100 g	ebenso	ebenso	ebenso
Kalbfleisch..	100 g	gebraten	Rücken oder Keule	ebenso
Hecht, Schill, Karpfen, Forelle....	100 g	gesotten in Salzwasser, ohne Zusatz	sorgfältige Entfernung der Gräten	in der Fischsauce
Kaviar	50 g	roh	wenig gesalzener, russischer Kaviar	—
Reis........	50 g	als Brei durchgeschlagen	weich kochender Reis	
Spargel	50 g	gesotten	weich, ohne harte Teile	mit wenig zerlassener Butter
Rührei......	2 Stück	mit wenig frischer Butter und Salz		—
Eierauflauf..	2 Stück	mit etwa 20 g Zucker	muß gut aufgegangen sein	sofort zu essen
Obstmus ...	50 g	frisch gesotten, durchgeschlagen	von allen Schalen und Kernen befreit	
Rotwein	100 g	leichter, reiner Bordeaux	oder eine entsprechende reine Rotweinsorte	leicht angewärmt

Ulcus-Diät nach H. Strauss

	Tag								
	1—3	4—6	7—9	10—12	13—15	16—18	19—21	22—24	25—27
Nährklysmen: Sahne, Pepton, Pankreon	2 Klysmen	1 Klysma							
Bouillon, Rotwein, Traubenzucker	1 Tropf Klysma	1 Tropf Klysma	1 Tropf Klysma						
Per os:									
Sahne	—	100g	250g	400g	500g	500g	500g	500g	500g
Milch	—	100g	250g	400g	500g	750g	750g	750g	750g
Mehlsuppe	—	—	200g	200g	400g	400g	400g	400g	400g
Gelbei	—	1	3	4	6	6	6	6	6
Zucker	—	15g	45g	45g	45g	45g	45g	45g	45g
Butter	—	—	30g	45g	90g	90g	90g	90g	90g
Milchgelee	—	—	—	250g	250g	250g	250g	250g	250g
Weißer Käse	—	—	—	—	150g	150g	150g	150g	150g
Grießbrei	—	—	—	—	—	150g	150g	150g	200g
Zwieback	—	—	—	—	—	—	2	4	4
Gemüsepüree	—	—	—	—	—	—	—	75g	200g
Gewiegt. Taube oder.	—	—	—	—	—	—	—	50g	100g
Gewiegt. Huhn	—	—	—	—	—	—	—	—	—
Eiweiß	10,9	15,5	29,2	53,0	115,6	129,5	131,6	146,0	161,1
Fett	38,5	43,3	92,2	137,9	224,5	238,0	238,3	253,8	253,6
Kohlehydrate	32,3	50,2	101,1	153,2	189,1	232,7	249,5	275,0	296,7
Kalorien	540	682	1400	2097	2949	3316	3404	3617	3982

Lenhartzsche Ulcusdiät nach der Modifikation von Lüthje. Tabelle nach Lüthje.

	Tag												
	1.	2.	3.	4.	5.	6.	7.	8.	9.	10.	11.	12.	13.
Eier	2	3	4	5	6	7	8	8	8	8	8	8	8
Zucker	—	—	20	20	30	30	40	40	50	50	50	50	50
Milch	200	300	400	500	600	700	800	900	1000	1000	1000	1000	1000
Milchreis	—	—	—	—	—	100	100	200	300	300	300	300	300
Zwieback	—	—	—	—	—	—	—	20	40	40	60	60	80
Butter	—	—	—	—	—	—	—	—	20	40	40	40

Ulcuskur nach Sippy.

Die von dem amerikanischen Arzt Sippy im Jahre 1911 angegebene Ulcuskur verfolgt den Zweck, durch häufige Alkaligaben und die besondere

Form der Nahrungszufuhr die Salzsäuresekretion einzuschränken und eine schnelle Bindung des Magensaftes zu erzielen. Dadurch sollen besonders günstige Bedingungen für die Heilung des Ulcus geschaffen werden.

Die Technik der Kur gestaltet sich folgendermaßen:

I. Nahrungszufuhr:

Milch und Sahne zu gleichen Teilen 100 ccm stündlich von 7 Uhr morgens bis 7 Uhr abends 2 Tage lang. Am 3. Tage ein Ei, etwas Weißbrot oder Zwieback mit Butter als Zulage; eine Milch-Sahneportion kann durch 100 g Brei ersetzt werden. Im Laufe der 1. Woche steigt man mit den Zulagen bis zu ingsgesamt täglich 2—3 Eiern und 200—300 g Brei (Reis, Grieß, Kartoffel) bei stündlicher Nahrungsgabe; jede Mahlzeit nicht mehr als 100 g. Im Laufe von weiteren 3 Wochen Erweiterung der Kost mit Weißbrot, Gemüsebrei, gekochtem Obst, so daß dann dreimal täglich Mahlzeiten von 300—400 g aus Reis-Grieß-Kartoffelbrei, Hafer-Gerstenschleim mit Milch und Butter, Gemüsebrei, gekochtem Obst, Weißbrot, Ei gegeben werden und außerdem die stündlichen Milchsahneportionen fortgesetzt werden.

II. Medikamente:

Alkalische Pulver in bestimmt vorgeschriebener Form.

In den beiden ersten Wochen soll strenge Bettruhe eingehalten werden. Ist Beschwerdefreiheit erzielt, so kann der Patient nach etwa 4 Wochen wieder arbeiten.

Die Kur soll außerdem monatelang bis zu einem Jahr, mit Einschaltung von 5tägigen Pausen in Abständen von etwa 5—6 Wochen, fortgesetzt werden.

2. Diät bei Darmkrankheiten mit Durchfällen.

Für die Erkrankungen akuter Natur (*Dünn-Dickdarmkatarrh*) gilt die oben angeführte *Schonungsdiät*. Wesentlich andere Gesichtspunkte sind maßgebend bei der *Fäulnisdyspesie* und der *Gärungsdyspepsie*.

a) Diät bei Fäulnisdyspepsie.

Zweck der Diät; a) Ausschaltung bzw. Beschränkung des Eiweißes, um den Nährboden für die bakteriologischen Vorgänge und Zersetzungen im Dünndarm, Ileum, und Anfangsteil des Dickdarms grundlegend zu verändern.

b) Rücksicht auf die Funktionsstörung des Magens, die in Form des Salzsäuremangels und mit beschleunigter Entleerung sehr häufig die Ursache für die Fäulnisdyspepsie darstellt. (Gastrogene Darmstörung.)

c) Berücksichtigung der Tatsache, daß die Fäulnis auch von dem eiweißhaltigen Darmsaft selbst unterhalten wird; deshalb muß eine — wenig Darmsaft produzierende — d. h. reizlose (zellulosearme) Kost gegeben werden.

Für die praktische Gestaltung der Diät bei der Fäulnisdyspepsie ist stets daran festzuhalten, daß die Kost systematisch, entsprechend der Besserung des Prozesses, allmählich aufgebaut wird. Dabei erfolgt die Auswahl der Speisen nach den oben angeführten Gesichtspunkten.

Um eine gute Übersicht über das Vorgehen hierbei zu haben, ist im folgenden die Methode der Behandlung in einer Tabelle für 4 Wochen dargestellt. Wenn auch die Form eines Schemas gewählt wurde, so ist damit doch nicht ausgedrückt, daß dieses unter allen Umständen in der starren Form beizubehalten sei.

Aufbau der Kost bei Fäulnisdyspepsie.

	1. Woche	2. Woche	3. Woche	4. Woche
Fleisch	—	—	Kalb, Huhn, Taube, zartes Rindfleisch püriert	Kalb, Huhn, Taube, zartes Rindfleisch Hirn, Bries, gekocht oder gebraten, Fleischgallerte
Fisch	—	—	Flußfische gekocht mit zerlass. Butter	Flußfische gekocht mit zerlass. Butter
Milch	—	—	Ya-Urt, 3täg. Kefir, wenig Milch	Ya-Urt, 3täg. Kefir, wenig Milch
Sahne	—	—	Sahne, $^1/_4$ l, evtl. mit Wasser vermengt	Sahne, evtl. mit Wasser
Käse	—	Quark	Quark, Rahmkäse	Quark, Rahmkäse
Eier	—	1—2, weichgekochte, Eigelb in Suppen	1—2, weichgekochte, Rührei, Omelette, Eigelb in Speisen	Eier, weich gekocht, Rührei, Omelette, Eier in Speisen
Butter	—	—	Butter	Butter
Getreide	*Suppen* v. dextrinierten Mehlen, Kufeke, Nestle, Stärkemehl, Haferflocken, Grünkern, Reis, Graupen (durchgeseiht)	*Suppen* v. dextrinierten Mehlen, Stärkemehl, feine Mehle, Haferflocken (durchges.). *Breie* v. Sago, Tapioka, Mondamin, Grieß, Reis, Fadennudeln	*Suppen* wie 2. Woche *Breie* wie 2. Woche Aufläufe, Flammeri	wie 3. Woche

	1. Woche	2. Woche	3. Woche	4. Woche
Brot	vom 4. Tag an eingeweichte Zwieback	Zwieback, geröstetes Weißbrot	Zwieback, ger. Weißbrot, Keks, Biskuits	Zwieback, Weißbrot, Keks, Biskuit, feine Sandtorte
Zucker	Zucker	Zucker	Zucker	Zucker
Gemüse	—	—	Vorsicht! Spinat, Karotten, Schoten püriert	wie 3. Woche
Kartoffel...	—	—	Kartoffelbrei	Kartoffelbrei
Hülsenfrüchte	—	—	—	Später eventuell Hülsenfruchtmehle
Pilze	—	—	—	
Obst	—	—	—	Apfel-, Pfirsich-, Pflaumenmus, Gelees
Fruchtsäfte ..	—	—	—	—
Fleischbrühe .	—	—	—	Fleischbrühe zum Kochen (z. B. Reis) mild u. wenig
Kaffee	—	—	—	
Tee, Kakao...	Tee: Vorsicht!	Tee	Tee, Wasserkakao	Tee, Haferkakao, Kakao
Alkohol	—	—	Rotwein	Rotwein
Nährpräparate	—	evtl. Vitaminpräparate nach ärztl. Verord.	wie 2. Woche	wie 3. Woche

b) Diät bei Gärungsdyspepsie.

Zweck der Diät: Beseitigung der abnormen Gärungsprozesse im Darmkanal durch Ausschaltung, bzw. Einschränkung der zellulosehaltigen *und* kohlehydrathaltigen Nahrungsmittel für eine gewisse Zeit.

Ebenso wie bei der Fäulnisdyspepsie erfolgt die Zulage der zuerst verbotenen Nahrungsmittel allmählich und von dem Gesichtspunkte der Löslichkeit der Kohlehydrate im Darmkanal. Auch bei der Gärungsdyspepsie ist eine dauernde Beobachtung des Einzelfalles unerläßlich; deshalb gilt für das folgende Schema das gleiche, was über das Schema der Fäulnisdyspepsie gesagt wurde.

Aufbau der Kost bei Gärungsdyspepsie.

	1. Woche	2. Woche	3. Woche	4. Woche
Fleisch	Kalb, Geflügel zartes Rindfleisch (püriert) Fleischgallerte	Kalb, Geflügel zartes Rindfleisch Fleischgallerte, leichte Würste, Schinken, Wild	Kalb, Geflügel zartes Rindfleisch, leichte Würste, Schinken, Wild, gek. oder gebraten, Fleischgallerte	Kalb, Geflügel zartes Rindfleisch, Fleischgallerte, leichte Würste, Schinken, Wild, gek. oder gebraten
Fisch	Flußfische, gek. mit zerlass. Butter	Flußfische, gek. mit zerlass. Butter	Flußfische, gek. od. gebr. m. zerl. Butter	Flußfische, gek. od. gebr. m. zerl. Butter Sprotten, Bücklinge
Milch	Diabetikermilch Eiweißmilch	Diabetikermilch Eiweißmilch Mandelmilch	Diabetikermilch Eiweißmilch Mandelmilch Ya-Urt 3täg. Kefir	Diabetikermilch Eiweißmilch Mandelmilch, Ya-Urt 3täg. Kefir
Sahne	—	—	wenig zur Zubereitung von Speisen	zu Speisen und Tee
Käse	Quark	Quark	Quark, Edamer, Emmentaler	Quark, Edamer, Emmentaler
Eier	Rührei, weichgek., geschl. Eiweiß	Rührei, weichgek., geschl. Eiweiß Omelette, Creme	Rührei, weichgek., geschl. Eiweiß Omelette, Creme u. in and. Speisen	Rührei, weichgek., geschl. Eiweiß Omelette, Creme und in and. Speisen
Butter	wenig Butter	wenig Butter	mehr Butter	mehr Butter
Getreide und Getreidemehle	die *ersten* Tage nicht	Suppen v. dextrinisierten Mehlen, Kufeke, Nestle Stärkemehle	Suppen und Breie: Kufeke, Nestle, Stärkemehle, feine Mehle, Grieß, Reis (passiert)	Suppen, Breie, Aufläufe, Flammeris: Kufeke, Nestle, Stärkemehle, Reis, Grieß, Nudeln, Makkaroni
Brot	—	—	Zwieback, Weißbrot, Keks	Zwieback, Weißbrot, Keks
Zucker	—	wenig Zucker zu Tee	Zucker zu Tee und Speisen	Zucker zu Tee und Speisen
Gemüse	—	—	—	Spinat, Karotten, Schoten püriert
Kartoffeln	—	—	—	Kartoffelbrei
Hülsenfrüchte	—	—	—	—
Pilze	—	—	—	—

Sonder- oder Diätkostformen. 73

	1. Woche	2. Woche	3. Woche	4. Woche
Obst	—	—	—	wenig Apfelmus
Fruchtsäfte ..	—	—	—	
Gewürze	wenig	wenig	wenig	wenig
Fleischbrühe .	Knochenbrühe	leichte Fleischbrühe	leichte Fleischbrühe	leichte Fleischbrühe
Kaffee	—	—	—	—
Tee	Tee m. Einschränkung	Tee	Tee	Tee
Kakao	—	Eichelkakao	Eichelkakao, Kakao 5 Min. gek.	Eichelkakao, Kakao 5 Min. gek.
Alkohol	—	wenig Rot-Heidelbeerwein	Rot- u. Heidelbeerwein	Rot- u. Heidelbeerwein
Getränke	—	Tafelwasser nach ärztl. Verordnung		
Nährpräparate	Plasmongelee			

Für die richtige Behandlung der Fäulnis- und Gärungsdyspepsie ist es zu beachten, daß beide Erkrankungen nebeneinander bestehen können, indem einmal der Grad der Fäulnis, ein andermal der der Gärung überwiegt. In diesen Fällen muß dann die Behandlung entsprechend abgeändert werden.

3. Diät bei chronischer habitueller Obstipation (Verstopfung).

Aus Gründen der Übersichtlichkeit wird hier die Diät in zwei Formen getrennt:

a) die Diät bei spastischer Obstipation.

Zweck dieser Diät: durch starke *Entlastung* die krankhafte Übererregbarkeit des nervösen Darmapparates herabzusetzen.

Zur Durchführung dieser Diät bedient man sich zunächst der oben angeführten *Schonungsdiät*.

Da es sich in der überwiegenden Mehrzahl der Fälle um Mischformen von *spastischer und atonischer Verstopfung* handelt, geht man nach Beseitigung der Reizerscheinungen über zu der *Diät*, die für

b) die atonische Form der Verstopfung

in Frage kommt.

Zweck dieser Diät: Vom diätetischen Gesichtspunkt aus gilt bei dieser Form die Auffassung, daß die Nahrungszufuhr und der Schlackengehalt der Kost zu gering sind, (bedingt durch fehlerhafte Ernährung oder durch eine Untererregbarkeit des nervösen Darmapparates). Es muß daher versucht werden, durch eine stärkere und reichliche *Belastungskost* eine Füllung des Darms und eine Anregung der Darmbewegung zu erzielen. Der Übergang zur Belastungskost darf nicht zu plötzlich erfolgen. Am zweckmäßigsten gibt man eine rein lacto-vegetabilische Kost für 8—14 Tage.

Fleisch, Geflügel, Wild, Fisch und innere Organe: Nicht zu reichlich und nur einmal am Tage, und auch dann an zwei Tagen der Woche kein Fleisch und keinen Fisch.
Wurst und Fleischdauerwaren: Erlaubt.
Schaltiere: Erlaubt.
Milch: Wirkt mitunter verstopfend, daher besser Buttermilch, Sauermilch, Ya-Urt, zweitägiger Kefir. Anderseits kann Milch in Verwendung mit Gemüse als *Milch-Gemüsekost* von guter Wirkung sein.
Sahne: Reichlich, soweit sie vertragen wird.
Käse: Bevorzugung der Weichkäse und der Fettkäse.
Eier: Normal.
Butter und Fette: Besonders Butter reichlich, falls keine Kontraindikation aus bestimmten Gründen vorliegt.
Getreide: Hier sind zu bevorzugen alle zellulosereichen Getreidepräparate, also Graupen, Grütze.
Brot und Gebäcke: Besonders zu verwenden sind die Schrotbrote jeglicher Art (Weizenschrotbrote sind besser verträglich als Roggenschrotbrote). Lebkuchen, Honigkuchen.
Gemüse: Reichlich Gebrauch machen von allen Gemüsen. Wenn auch die zellulosereichen Gemüse besonders belastend sind, ist doch nicht ausschließlich auf diese zurückzugreifen. Auch Gemüsesuppen sollen häufig gegeben werden. Ebenso Salate, Gemüsefrüchte, Gurken, Rettich und Radieschen.
Kartoffeln: In jeder Form, aber nicht püriert.
Hülsenfrüchte: In Form von Breien sind besonders wirksam.
Obst: Ohne Einschränkung der Sorten, auch Feigen, Datteln und Nüsse; besonders jedoch in der Form von Kompott, Dörrobst als Kompott, Obstsuppen. Ferner als Marmelade, Honig und Fruchtsäfte.
Kaffee: Erlaubt.
Tee: Verboten.
Alkohol: Keine Rotweine, keine Heidelbeerweine.

4. Diätformen bei Zuckerkrankheit.

Bei der Behandlung der Zuckerkrankheit ist die Art und Weise des diätetischen Vorgehens vollkommen abhängig vom Einzelfall. Deshalb können bestimmte Diäteinzelvorschriften nicht gegeben werden, vielmehr nur die für die Durchführung der Diät notwendigen Tabellen und Kostgerüste. Für die Durchführung der *kohlehydratfreien* Tage dient die *Tabelle I*, in der sämtliche kohlehydratfreien — oder so gut wie kohlehydratfreien — Nahrungsmittel zusammengestellt sind. Die *Tabelle II* enthält die *kohle-*

hydrathaltigen Nahrungsmittel mit der Angabe, wieviel für 20 g Weißbrot von den kohlehydrathaltigen Nahrungsmitteln jeweils zu verwenden sind. Mit dieser Äquivalenttabelle ist es möglich für eine bestimmt festgesetzte Weißbrotmenge zum Zwecke der Abwechslung die an Kohlehydraten entsprechende Menge anderer Nahrungsmittel zu verabfolgen. (Diese beiden Tabellen sind entnommen dem Buch: VON NOORDEN/ISAAC, ,,Die Zucker, krankheit und ihre Behandlung" Verlag Springer, 1927).

Mit Hilfe dieser Tabellen läßt sich die quantitative Festsetzung der Kohlehydrate durchführen; unter Zuhilfenahme anderer Nahrungsmitteltabellen ferner die quantitative Festsetzung von Kalorien und der für den Tag gestatteten Eiweiß- und Fettmenge.

Tabelle I. Erlaubte Nahrungsmittel.

Frisches Fleisch:	Die Muskelteile aller der menschlichen Ernährung dienenden Säugetiere und Vögel, gebraten, gekocht, geröstet, mit eigenem Saft, mit Butter und anderen Tunken ohne Mehl, warm oder kalt.
Innere Teile der Tiere:	Zunge, Herz, Lunge, Gekröse, Hirn, Kalbsmilch, Nieren, Knochenmark. Gänseleberpastete.
Äußere Teile der Tiere:	Füße, Ohren, Schnauze, Schwanz aller eßbaren Tiere.
Fleischkonserven:	Getrocknetes Fleisch, Rauchfleisch, Schinken, geräucherte und gesalzene Zunge, Pökelfleisch, Corned beef, eingemachtes Fleischmus, mehlfreie Würste, Sülze, Ochsenmaulsalat. (Pökelfleisch Vorsicht!)
Frische Fische:	Sämtliche frischen Fische aus See- und Süßwasser; gekocht, gebraten, am Grill geröstet oder irgendwie mit mehlfreien Beigaben bereitet.
Fischkonserven:	Getrocknete, gepökelte, geräucherte Fische, eingemachte Fische in Büchsen.
Fischprodukte:	Kaviar, Rogen, Fischmilcher, Lebertran.
Muscheln und Krustentiere:	Austern, Miesmuscheln und andere Muscheln, Hummer, Langusten, Krebse, Krevetten, Schildkröte, Krabben usw.
Tierische Eiweißpräparate:	Eukasin, Kasein, Nutrose, Plasmon, Sanatogen, Tropon u. ä.
Pflanzl. Eiweißpräparate:	Aleunorat, Lezithineiweiß, Roborat.
Albumosen u. Peptone:	Riba, Somatose, Wittepepton, Merckpepton.
Tierische Fleischextrakte:	In fester und flüssiger Form, Liebigs Fleischextrakt, Eatan u. ä.
Pflanzl. Extrakte:	Maggis Suppenwürze, Cenovisextrakt aus Hefe.
Sülzen:	Aus Fleisch, Kalbsfüßen, Fischen, Gelatine, Agar-Agar.
Präparierte Fleisch- und Fischtunken:	Die bekannten englischen oder nach englischem Muster hergestellten pikanten Tunken: Beefsteak, Harvey, Worcester, Anchovis, Lobster, Shrimps, India Soy usw. dürfen in üblichen kleinen Mengen zugesetzt werden, wenn dies nicht aus besonderen Gründen ausdrücklich verboten wird.

Eier: Von Vögeln, roh oder beliebig, aber ohne Mehlzusatz zubereitet.
Fischeier: Rogen, Kaviar.
Fette: Tierischer oder pflanzlicher Herkunft, wie Butter, Speck, Schmalz, Bratenfett, Gänsefett, Olivenöl, Sesamöl, Salatöl, Margarine, Cocosbutter, Palmin, Laureol und Lebertran.
Rahm: Fettreich, süß oder sauer, täglich 125—200 g, wenn keine besonderen ärztlichen Vorschriften.
Milch: Die dem Bedarf von Zuckerkranken angepaßten Milchpräparate. (Weichen im Geschmack von der Naturmilch ab.)
Käse: Jeder Art, vor allem der sogenannte Rahmkäse; jedoch in der Regel nicht mehr als 50 g täglich. Parmesankäse zum Binden von Suppen und Gemüsen. Auch jeder andere ältere Hartkäse ist zum Verreiben geeignet.
Frische Vegetabilien: Salate, Kopfsalat, krause und glatte Endivien, römischer Salat, Kresse, Löwenzahn, Portulak, Feldsalat, rote Rüben, Sellerie.
Gewürzkräuter: Petersilie, Estragon, Dill, Borratsch, Minzenkraut, Lauch, Thymian u. ä.
Gemüsefrüchte: Gurken, Speisekürbis, Tomaten, grüne Bohnen, Melanzane, Eierfrucht (Aubergine), Paprikaschoten.
Knollen: Zwiebel in kleinen Mengen, Kohlrabiknollen (noch grün), Radieschen, Rettich, Meerrettich, in leichten Fällen Erdschocken (Topinambur) und Stachys, Sellerie in mäßigen Mengen.
Stengel: Weißer und grüner Spargel, Rübstiel, Hopfenspitzen, Zichorie, Fenchel, Mangoldrippen, junge Rhabarberstengel, Porree, Schnittlauch.
Blüten: Blumenkohl, Rosenkohl, Artischocken.
Blattgemüse: Spinat, Sauerampfer, Krauskohl, Wirsing, Weißkohl, Rotkohl, Butterkohl, Mangold.
Pilze: Champignons, Steinpilze u. dgl., Morcheln, Trüffeln.
Gemüsekonserven: Eingemachte Spargel, Haricots verts, Schneide- und Prinzeßbohnen, junge Wachsbohnen, Salzgurken, Essiggurken, Pfeffergurken, Mixed Pickles, Oliven, Sauerkraut und andere eingemachte Vegetabilien aus den obenerwähnten Gruppen.
Nüsse: 10 Wallnüsse oder 20 Haselnüsse oder 20 Mandeln oder 10 Paranüsse oder eine Handvoll Pistazien (je Tag).
Obst: Roh nur: Pampelmuse (Grape-Fruit); gekocht nur: unreife Stachelbeeren und Rhabarber (mit Saccharin).
Gewürze: Salz, Pfeffer, Paprika, Zimt, Nelken, Musakt, engl. Senf, Safran, Anis, Kümmel, Lorbeer, Kapern, Essig, Zitrone. (Vorsicht bei Nieren- und anderen organischen Erkrankungen!)
Suppen: Aus den oben angegebenen Nahrungsmitteln (Fleischbrühe, Knochenbrühe, Fleischextrakt mit Gemüseeinlagen, Eiereinlagen usw.).

Sonder- oder Diätkostformen.

Süße Speisen: Aus Eiern, Rahm, Mandeln, Zitrone, Gelatine und den oben erlaubten Nahrungsmitteln (mit Saccharin).
Getränke: Vorzuziehen Mineralwässer mit geringem Kochsalzgehalt, wie Wernarzer, Appolinaris, Fachinger, Gieshübler, Biliner. — Kognak, Rum, Arrak, Whisky, Branntwein, Kirschwasser. Zuckerfreien Sekt; stille, gut abgelagerte Flaschenweine (rot und weiß), Faßweine; gut vergorene Obstweine (ohne Zucker); Limonaden aus zuckerfreiem Material.
Tee ohne Zucker (Saccharin).
Kaffee ohne Zucker (Saccharin).
Kakao: 10 g reines Kakaopulver mit Sahne und Saccharin.
Süßstoffe: Saccharin oder besser Kristallsaccharin (nie längere Zeit der Siedehitze aussetzen. Nicht zu stark süßen, da der langandauernde süße Nachgeschmack leicht Widerwillen erregt).
Anhydrozucker, wie Salabrose usw., haben keine wahre Süßkraft.

Tabelle II.

20 g Weißbrot entsprechen:	g	20 g Weißbrot entsprechen	g	20 g Weißbrot entsprechen	g
Mehle:		*Gebäcke:*		Saurer Rahm (mittelfett)	430
Weizenmehl, feinst.	15	Berliner Knüppel	20	Ya-Urt (Joghurt) im Mittel	345
Weizenmehl (im Mittel), Roggenmehl, Maismehl, Gerstengraupe, Gerstenmehl, Grünkernmehl Buchweizengrütze u. -mehl (alle annähernd gleich) im Durchschnitt	18	Wasserwecken	25	Ya-Urt (eingedickt)	140
		Milchbrötchen	22	Kondensmilch (ungezuckert)	90
		Weißbrot, fein	22	Trockenvollmilch (Krause)	35
		Panierbrösel	18	Trockenmagermilch (Krause)	25
		Graham-Weizenbrot	28	*Kartoffeln u. ä.:*	
		Roggenbrot	25	Kartoffeln, roh	60
		Pumpernickel	30	Kartoffeln, gekocht	60
		Simonsbrot	25	*Hülsenfrüchte:*	
		Sanitasbrot	32	Erbsen, trocken	28
Kochreis	15	Steinmetzbrot	28	Linsen, trocken	25
Stärkemehle (Weizen, Reis, Mais, Kartoffel, Sago, Tapioka, Arrowroot) annähernd gleich im Mittel	15	Knäckebrot (schwedisch)	22	Weiße Bohnen, trocken	25
		Weizenzwieback (feiner)	18	*Gemüse:*	
		Haferzwieback	20	Erbsen, frisch	115
Hafergrütze	20	Kakao, gewöhnlich	38	Erbsen, eingemacht	170
Hafermehl	18	Kakao rein, schwach entfettet	78	Grüne Schnittbohnen, frisch	220
Haferflocken	20	Kuhmilch	250	desgl. eingemacht	545
Haferkakao (Kassel)	25	Dünner Rahm (10% fett)	250	Salatbohnen, eingemacht	135
Materna (Getreidekeime)	25	Magermilch	250		
Makkaroni, Nudeln	18	Buttermilch	315		
Kastanienmehl	18	Saure Milch	350		
Bananenmehl	15				

20g Weißbrot entsprechen: g	20 g Weißbrot entprechen: g	20 g Weißbrot entprechen: g
Puffbohnen, frisch 195	Walnüsse 105	Kaki 130
Schwarzwurzel, geschält.......... 100	Maronen 35	Mispel 130
Gelbe Rüben, groß 140	*Frisches Obst:*	Melone.......... 220
Karotten, klein .. 175	Äpfel 135	*Ungezuckerte Obstsäfte (im Mittel; Werte sehr wechselnd):*
Rote, Rübe, frisch 170	Birnen 140	
Kohlrübe, weiß .. 190	Mispel 115	
Steckrübe 200	Quitte 165	
Kerbelrübe 40	Orange 220	Himbeeren, rot ... 200
Teltower Rübe ... 125	Zitrone 3000	Süßkirschen 105
Kohlrabi, jung ... 175	Weintraube 80	Sauerkirschen 120
Sellerieknollen 120	Erdbeere......... 195	Preißelbeeren 165
Bleichsellerie 300	Heidelbeere 225	Brombeeren 180
	Himbeere 340	Äpfel 100
Trockenobst:	Brombeere 220	Erdbeeren 250
Äpfel 20	Maulbeere........ 130	Heidelbeeren 225
Birnen........... 20	Stachelbeere 150	Johannisbeeren ... 170
Aprikosen, entsteint.......... 32	„ unreif 500	*Biere:*
	Johannisbeere 190	
Zwetschgen, ganz . 25	Preißelbeere 200	Schankbier 280
„ entsteint ... 20	Feige, frisch 80	Lagerbier 280
Datteln, ganz 20	Banane (Fleisch) . 75	Exportbier 240
Feigen 20	Ananas 100	Bockbier 170
	Zwetschge 155	Pilsner Urquell ... 260
Nüsse u. ä.:	Pflaume 135	Berliner Weißbier 300
Erdnüsse, enthülst 90	Reineclaude 115	Kwaß 800
Haselnüsse 200	Mirabelle 125	Leipziger Gose ...4000
Kokosnußfleisch .. 110	Pfirsisch 145	Grätzer Bitterbier 460
Mandeln, enthülst 105	Aprikose 180	Ale.............. 460
Paranüsse 375	Süßkirsche 125	Porter 230
	Sauerkirsche 150	Lichtenhainer..... 460

Für die Krankenhausbehandlung sind weiterhin eine Anzahl von besonderen Diabetiker-Kostformen erforderlich. Hier werden im ganzen zwei Grundsätze verfolgt: einmal starke Einschränkung der Gesamtkalorienzahl und der Eiweißmenge, sogenannte *Schonkuren*, und zweitens die Verabfolgung von bestimmten Kohlehydraten innerhalb der Kostformen, sogenannte *Kohlehydrat-Tage*.

Schonkuren: 1. „Gemüsetage mit reichlich Fett und Eiern" nach v. NOORDEN-ISAAC.

2. „Petrensche Gemüsefettkost". Originalvorschrift von PETREN.

Kohlehydrattage: 1. „Hafertag" nach v. NOORDEN-ISAAC. Verordnungsbuch und Leitfaden für Zuckerkranke.

2. „*Faltasche* Mehlfrüchtekost". Originalvorschrift von FALTA.

1. *Gemüsetag mit reichlich Fett und Eiern.*

1. Frühstück: Tee oder Kaffee, Luftbrot, Butter, 3 Eigelb mit 50 g Speck gebraten.

2. **Frühstück:** Eine Tasse Gemüsesuppe mit etwa 40 g Knochenmark (in Scheiben).
Mittag: Fleischbrühe mit 1 Eidotter und mit Einlage von Gemüse, 2 Eier in beliebiger Form ohne Mehl zubereitet, reichlich Gemüse und Salat. 50 g nicht durchgewachsener Speck (oder Butter, oder Öl) zu Suppe, Gemüse, Salat, Eiern zu verwenden. Kaffee ohne Zutat.
Nachmittag: Tee oder Kaffee, Luftbrot, Butter.
Abends: Wie mittags.

2. *Petrensche Gemüsefettkost.*

Die verabreichte Kost besteht 1. aus Gemüsen. Von diesen wurden gestattet: Grünkohl, Weißkohl, Spinat, Blumenkohl, verschiedene Arten grüner Bohnen, Erbsenschoten, Gurken, Rharbarber, gelegentlich Topinambur (allerdings in nicht zu großer Menge und nicht öfters als jeden dritten Tag); von Früchten: Äpfel, Erdbeeren, und besonders Preißelbeeren, von letzteren oft Mengen bis zu 500 g und zwar meist täglich. Die Menge der verzehrten Gemüse erreichte je Tag nicht selten ein Gewicht von 1 kg, zuweilen noch mehr (gilt besonders von Weißkohl, welchen viele von diesen Kranken täglich verzehrten). Aus psychischen Gründen wurde den Patienten in der Auswahl der hier angegebenen Gemüse eine möglichst große Freiheit gestattet; nur so war es möglich, die einförmige Kost für lange Zeit durchzuführen. Auch die zu genießende Menge dieser Nahrungsmittel wurde den Kranken freigestellt (Ausnahme nur Topinambur).

2. Aus Fett, und zwar in Form von Butter und Speck, von dem die anhaftenden sichtbaren Muskelpartien weggeschnitten wurden, in Mengen von 200—250 g.

3. Aus kleinen Zulagen von Sahne (niemals Milch) in Mengen von höchstens 150 ccm, im allgemeinen mit Wasser gemischt. Die Sahne hatte einen Fettgehalt von 30%. Wenn nötig, wurde die Sahne weggelassen.

4. Aus reiner Fleischbrühe, aus Kaffee, in dem oft ein Teil der Butter untergebracht wurde, und aus Tee: gelegentlich eine halbe Flasche Bordeaux, die frei von reduzierender Substanz war. Starke alkoholische Getränke kamen nie zur Anwendung.

1. *Hafertag* (zit. nach v. NOORDEN-ISAAC).

,,Es sollen für den Tag verwendet werden: 150 g Hafermehl, Haferflocken, Hafergrütze; letztere bevorzugen wir. Hieraus werden Suppen bereitet. Sie sollen bei Verwendung von Mehl etwa 1 Stunde, bei Verwendung von Flocken etwa $1^1/_2$—2 Stunden auf dem Feuer stehen, müssen daher wegen der Wasserverdunstung mit entsprechend reichlich Wasser angesetzt werden. Die Gesamtmenge ist auf 5—6 Mahlzeiten zu verteilen. Ob man die ganze Hafermenge auf einmal zur Suppe ansetzt und nachher die einzelnen Portionen wieder erhitzt, oder ob man jede einzelne Portion für sich kocht, ist gleichgültig. Um keinen Materialverlust zu erleiden, werden die Suppen nicht durchgeschlagen. Wenn glatte Suppen gewünscht werden, greife man zum Hafermehl. Würzen mit Suppengrün und wenig Cenovisextrakt ist gestattet und um so empfehlenswerter, als man an den Hafertagen Salz möglichst meiden soll, weil sonst manchmal Ödeme entstehen. In der Küche sollen die Suppen überhaupt nicht gesalzen werden. Dem Patienten sollen zum eignen Salzen maximal 5 g Kochsalz zur Verfügung stehen. Haferbrot, übrigens wenig schmackhaft, erwies sich als unzweckmäßige Form bei Haferkuren.

Beim Anrichten wird den einzelnen Portionen, während sie siedend heiß sind, Butter eingerührt. Die Tagesmenge der Butter betrage in der Regel

100 g. Doch gibt es Fälle, wo man die Fettmenge erheblich tiefer einstellen muß, z. B. bei Magen- und Darmstörungen und bei komagefährdetem Zustande.

Außer dem Hafer sind erlaubt: Tee, Kaffee, klare Fleischbrühe, Rotwein, Branntwein (nach Verordnung), Saft frischer Zitronen zu Wasser oder Tee.

Doppelkohlensaures Natron soll an diesen Tagen nicht genommen werden; auch Mineralwasser ist unzweckmäßig.

Ein Teil des Hafers wird oft gern, namentlich zum 1. Frühstück und zum Abendessen in Form dicken Breies (Porridge) genommen."

2. Faltasche Mehlfrüchtekost.

A. Die Suppenkost.

7 Suppen von je 30 g Weizenmehl, Hafermehl, Haferflocken, Grünkern, Reis, Grieß, Graupen, Erbsenmehl, Bohnenmehl, Linsenmehl, Maismehl, Hirse, Tapioka oder Kartoffel (100 g). Alle Mehlfrüchte werden roh gewogen. Die Mehlfrüchte werden in Kraftsuppe oder in Salzwasser (evtl. Zusatz von Fleischextrakt) weich gekocht, zum Schluß werden 15—30 g Butter eingelassen.

150—200 g Butter.

Reichlich Getränke: Wein, Kaffee, Tee, Kraftsuppe, Kognak usw.

30 g Luftbrot.

B. Mehlfrüchtekost.

7 Portionen Mehlfrüchte (davon 3 als Suppen, 4 in Form von Pürees, Teig- oder Backwaren):
1 Portion = 30 g Weizenmehl, Hafermehl usw. wie bei A.
1 ,, = 30 g getrocknete Linsen, Erbsen usw. als Püree.
1 ,, = 30 g Reis für Risotto (mit einigen Pilzen und sehr wenig Parmesan).
1 ,, = 30 g Nudeln oder Makkaroni.
1 ,, = 30 g Mais für Polenta.
1 ,, = 120 g Kartoffel, gekocht oder als Püree oder Bratkartoffel.
1 ,, = 40 g Semmel oder Schrotbrot.

Butter im ganzen 220 g, reichlich Getränke wie bei A. 30 g Luftbrot.

Die Mehlfrüchte werden zweckmäßig auf den ganzen Tag verteilt, wie folgendes Beispiel zeigt:

1. Frühstück: Kaffee oder Tee (ohne Rahm) mit 20 g Semmel und Butter.

2. Frühstück: Suppe von 30 g Mehl, Luftbrot und Butter, ein Glas Wein.

Mittag: Eine Tasse Kraftsuppe, $1/2$ Stunde später eine Suppe von 30 g Mehl, ferner Risotto von 30 g Reis, ein Glas Wein, Luftbrot und Butter, ein Täßchen schwarzen Kaffees.

4 Uhr nachmittags: Kaffee oder Tee mit 20 g Semmel und Butter.

6 Uhr abends: Eine Suppe von 30 g Mehl, ein Gläschen Kognak.

7 Uhr abends: Ein Püree von 30 g Hülsenfrüchten.

8 Uhr abends: 120 g Bratkartoffel mit Butter, $1/4$ Liter Wein.

C. Mehlfrüchte-Gemüsekost.

5 Portionen Mehlfrüchte (davon 2 als Suppen, 2 als Portionen von Hülsenfrüchten): Gemüse wie bei Kost I (Eiweißkost); Butter im ganzen 220 g; Getränke wie bei A; 30 g Luftbrot.

Sonder- oder Diätkostformen.

Folgende Verteilung hat sich als zweckmäßig erwiesen:
1. Frühstück: Kaffee oder Tee mit 20 g Semmel und Butter.
2. Frühstück: Eine Suppe von 30 g Hülsenfrüchtemehl, Luftbrot und Butter, ein Glas Wein.
Mittag: Eine Suppe mit 15 g Hülsenfrüchtemehl, eine Gemüseplatte, Risotto von 30 g Reis, Luftbrot und Butter, ein Glas Wein, schwarzer Kaffee.
Nachmittag: Kaffee oder Tee mit 20 g Semmel und Butter.
Abend: Eine Suppe mit 15 g Hülsenfrüchtemehl, Gemüse mit 100 g Kartoffeln, Luftbrot und Butter, ein Gläschen Kognak, $1/4$ Liter Wein.

Es ist darauf zu achten, daß die Menge der Gemüse 600 g (roh) nicht übersteigt und daß nur wenig oder gar keine eiweißreichen Gemüsesorten verabreicht werden.

D. Mehlfrüchte-Gemüse-Rahm-Obstkost.

5 Portionen Mehlfrüchte (davon 2 als Suppen): Gemüse wie bei Kost I; $1/3$ Litter Rahm; 200 g Preißelbeeren oder unreife Stachelbeeren; 150 g Obst; 125—150 g Butter; 30 g Luftbrot; Getränke wie bei A.

5. Diät bei Gicht.

Bei der Diätbehandlung der Gicht handelt es sich darum, die purinreichen Nahrungsmittel auszuschalten oder zu verringern, da diese das Ausgangsmaterial für die Harnsäurebildung im Organismus darstellen.

Ferner spielt die Menge des Eiweißes, die in der Kost enthalten ist, eine Rolle, weil sämtliche Eiweißkörper — besonders aber das tierische Eiweiß — die Bildung der Harnsäure im Organismus (endogene Harnsäure) anregen.

Zunächst werden die Nahrungsmittel ihrem *Purinkörpergehalt* nach betrachtet:

Nahrungs-mittel	Verboten	Bedingt erlaubt	Erlaubt	Bemerkungen
Kernreiche innere Organe ..	Bries, Leber, Milz, Hirn, Niere, Lunge, Herz	—	—	ganz streng verboten
Muskelfleisch .	im Anfall und nach d. Anfall	die Menge des erlaubten Fleisches richtet sich nach der Schwere des Einzelfalles	—	je nach dem Ausfall des Stoffwechsel-versuches 1 od. mehrerefleisch-freie Tage in der Woche
Gekochtes Fleisch	—	die Menge des erlaubten Fleisches richtet sich nach der Schwere des Einzelfalles	—	purinärmer u. ärmer an Ex-traktivstoffen als gebr. u. ge-back. Fleisch kein Unter-schied zwisch. weißem und dunkl. Fleisch

Nahrungs-mittel	Verboten	Bedingt erlaubt	Erlaubt	Bemerkungen
Würste und Fleischdauerwaren	alle Würste, Fleischdauerwaren, Pasteten	—	—	—
Fleischbrühe u. Säfte	Fleischbrühen Tunken, Fleischsäfte, Fleischextrakt, Würzen in jed. Form	—	—	—
Geflügel	—	wie Fleisch	—	wie b. Fleisch
Fische	Hering, Sprotten, Sardinen, Sardellen, Anchovis	gek., Fischeier (Rogen, Kaviar) Krebs, Austern, Hummern	—	wie Fleisch zur Abwechslung der erl. Fleischmenge besonders geeignet
Milch	—	—	in jeder Form, zur Bereitung von Speisen usw.	—
Sahne	—	—	in jeder Form	—
Käse	gewürzreiche Käse	—	sämtl. andere Käsesorten	Berücksichtigung der Gesamteiweißmenge
Eier	—	—	in jeder Form	—
Butter u. Fette	—	—	in jeder Form	Berücksichtigung des Gesamtkaloriengehalts d. Nahrung (Fettsucht)
Getreide	—	—	alle Mehle, Teigwaren, Getreidestärke	
Brot u. Gebäck	—	Hefegebäck Vorsicht!	alle Brotsorten u. sonstigen Gebäcke	bei ganz purinfreier Kost müssen Schrotbrote u. Pumpernickel fortfallen
Gemüse	—	oder einzuschränken Spinat, Salat, grüne Erbsen, Schnittbohnen, Rosenkohl, Pilze, Hülsenfrüchte	alle übrigen Gemüse; Kartoffeln	—

Nahrungs-mittel	Verboten	Bedingt erlaubt	Erlaubt	Bemerkungen
Obst, Nüsse, Mandeln	—	—	sämtlich einschließl. Säfte, Gelees, Marmeladen	—
Gewürze	—	—	—	beim Gichtiker soll die Kost möglichst gewürzarm sein
Kaffee, Tee, Kakao	—	Kaffee, Tee, Kakao in jeder Form	—	Ersatzpräparate des Kaffee erlaubt
Alkohol	alle alkoholhaltigen Getränke besonders Branntwein, Likör, Süßwein, Sekt, schwer eingebraute Biere	leichte Weine	—	—

Auf Grund dieser Tabelle ergibt sich die Zusammensetzung der Kostformen. Als Beispiel für die *strenge purinfreie Kostform* wie sie vor allen Dingen als Versuchsdiät in Frage kommt, kann folgendes Schema dienen:

Purinfreie Kost (strenge Kostform):
1. Frühstück: Milch, Butter, Brötchen, Honig, Marmelade, Eier.
2. Frühstück: Milch, Brötchen, Butter, Käse oder Ei, Obst.
Mittag: Suppen aus Getreidemehl, Reis, Grieß usw., Fruchtsuppen, Gemüse (s. Verbote), Kartoffeln, Kompott, Obst, Fruchtsäfte, Mehlspeisen (Nudeln, Makkaroni), Aufläufe, Eierspeisen.
Nachmittag: Wie morgens.
Abend: Mehlspeisen, Eierspeisen, Brötchen, Butter, Käse, Kompott, Obst.

Diese Kostform läßt sich durch Zulagen der bedingt erlaubten Nahrungsmittel abschwächen und zwar entsprechend der im Stoffwechselversuch festgestellten Schwere der Erkrankung.

6. Diät bei Erkrankungen der Nieren und Kreislauforgane.

Bei der Festsetzung der Diätvorschriften von Nierenerkrankungen handelt es sich in erster Linie um die sogenannten doppelseitigen Nierenleiden, bei denen die Funktionen der Nieren in bestimmter Richtung geschädigt sind. Zahl und Formen dieser Erkrankungen sind vielseitige; die Einzelheiten in der Festsetzung der Diät richten sich deshalb ganz nach der jeweiligen Art und dem Grad der Erkrankung. Doch lassen sich innerhalb dieser verschiedenen Formen bestimmte Gesichtspunkte festlegen, die einen Anhaltspunkt für die Richtung, in der die Diätbehandlung zu erfolgen hat, geben können.

Drei Funktionen in der Niere sind es, die hierbei berücksichtigt werden müssen:
1. Die Ausscheidung des Wassers.
2. Die Ausscheidung des Kochsalzes.
3. Die Ausscheidung der Eiweißendprodukte.

Die Ausscheidungen von Kochsalz und Flüssigkeit lassen sich nicht vollkommen trennen, da bei einer Einschränkung der Flüssigkeitszufuhr die gleichzeitige Einschränkung der Kochsalzzufuhr eine Notwendigkeit ist.

a) Die kochsalzarmen Kostformen.

Nach von NOORDEN unterscheidet man je nach der Einschränkung der Kochsalzmengen in der Nahrung 4 Stufen der Kochsalzeinschränkung:
1. Die milde Form mit 5—10 g Kochsalz pro Tag.
2. Die mittelstrenge Form mit 3—5 g Kochsalz pro Tag.
3. Die strenge Form mit 1,5—3 g Kochsalz pro Tag.
4. Die strengste Form mit weniger als 1,5 g Kochsalz pro Tag.

Die starke Einschränkung der strengen und strengsten Form kommt nur für kurz dauernde Perioden in Frage.

Eine Form der stärksten Kochsalzeinschränkung bietet z. B. die

Karellkur:

4 mal täglich je 200 ccm Milch, frisch oder gekocht. Eventuelle Zulagen sind nach einigen Tagen: salzfreier Zwieback oder salzfreies Brot, kleine Mengen Obst, Kompott, Milchbrei.

In der strengen Form enthält die *Karellkur weniger* als 1,5 g *Kochsalz* je Tag.

Zur *Durchführung* der übrigen Formen der kochsalzarmen Diät ist folgendes zu beachten:

Alle *rohen* Nahrungsmittel sind von Natur aus *kochsalzarm*. Würden bei der Zubereitung der Kost alle Nahrungsmittel ohne Zusatz von Kochsalz bereitet, dann erhielte man eine Nahrung, deren Kochsalzgehalt zwischen 1,5—3 g schwanken würde, wenn keine Milch dabei verwendet wird (Milch = 1,5—1,8 g Kochsalz in 1000 ccm). Daraus ergibt sich, daß sämtliche Nahrungsmittelprodukte, die mit *Salz konserviert* werden, *ausfallen*.

Verboten sind also alle geräucherten, gepökelten, marinierten Fisch-, Fleisch- und Wurstwaren; Tunken, Würzen, Bouillonwürfel, Suppenwürfel,

Fleischsäfte, Fleischextrakte; Seefische, Kaviar (Krabben, Austern, Hummern, Krebse usw.); eingelegte Gemüse, Gurken u. dgl.; gesalzene Butter und Käse, mit Ausnahme von ungesalzenem Rahm und Quark; Brot und Teigwaren, die mit Salz gebacken sind; Kakao und Schokolade; Milch nur unter Berücksichtigung der in ihr enthaltenen Kochsalzmenge.

Selbstbereitete Fleischbrühe *ohne Salz* in kleinerer Menge bei der Zubereitung von Gemüse *gestattet.*

Die Zusammensetzung der Kost erfolgt aus den nicht verbotenen Speisen. Diese werden ohne jeden Kochsalzzusatz in der Küche bereitet; die dann noch freie erlaubte Kochsalzmenge wird abgewogen und dem Patienten täglich zur freien Verfügung verabfolgt.

Bei der Verwendung von Gewürzkräutern als Ersatz des Kochsalzes müssen scharfe Würzstoffe mit Rücksicht auf die Nierenschonung vermieden werden (Rettich, Radieschen, Sellerie, Senf). Die übrigen können unbedenklich hinzugezogen werden (Muskat, Vanille, Anis, Fenchel, Kümmel, Nelken, Kapern, Beifuß, Lorbeer, Porree, Schnittlauch, Lauch, Zwiebel u. a.). Auch Essig- und Zitronensaft, Soßen mit diesen Gewürzen (Tomatentunke), kleinere Mengen Parmesankäse.

Alkohol in jeder Form verboten.

V. Die eiweißarmen Kostformen.

Neben der Einschränkung des Eiweiß ist ferner ebenso wie bei der kochsalzarmen Diät Rücksicht zu nehmen auf die Vermeidung aller stark gesalzenen und gewürzten Nahrungsmittel und Nahrungsmittelprodukte. Der eventuell erlaubte Kochsalzgehalt richtet sich ganz nach dem Einzelfalle, ebenso die Höhe der Eiweißbeschränkung.

Strenge eiweißarme Kostformen sind:

Zuckertag: 200—300 g Zucker in Fruchtsäften oder wenig Wasser gelöst.

Rohobsttag: 2—3 Pfund Rohobst je Tag.

Strengste Nierenschonungskost nach Lichtwitz: 100 g Reis, geschält, 100 g feinstes Weizenmehl, 100 g salzfreie Butter, 250 g Milch, 3 Eigelb (Eiweißgehalt: 31,7 g, Kaloriengehalt: 2230 Kal.). Das Mehl kann in Form von Nudeln, Makkaroni, Brei, Pudding oder Butterteig, süß mit Früchten, Fruchtsäften oder Marmelade verabreicht werden. Reis kann süß oder pikant als Tomatenreis oder trocken-körnig gedämpft und mit Petersilie zubereitet werden.

Die bisher erwähnten Kostformen stellen so strenge Einschränkungen dar, daß sie nur für kurzdauernde Perioden oder als eingeschobene — sogenannte *Eiweißkarenztage* nach SRAUSS — zu verwenden sind.

Bei länger dauernder eiweißarmer Ernährung, wobei mit einem Eiweißgehalt von etwa 50 g (bezogen auf tierisches und pflanzliches Eiweiß) gerechnet werden muß, kann die Kostform wie üblich für den Einzelfall zusammengestellt werden.

Besonders geeignete Kostformen für
eiweißarme Ernährung:
Die vegetarische Kost.
Die lakto-vegetarische Kost.
. Die Rohkost.

Die Durchführung der *vegetarischen Kost* gestaltet sich so, daß sämtliche vom Tier stammenden Nahrungsmittel verboten sind, d. h. Fleisch, Fleischwaren, Fisch, Geflügel, Wild, Schaltiere, Eier, Milch, Käse und andere Milchprodukte.

Bei der *lakto-vegetarischen Kost* werden von den verbotenen Nahrungsmitteln der vegetarischen Kost Milch, Milchprodukte und Eier *gestattet*.

Bei der *Rohkost* ist zu unterscheiden:
1. Die Art der erlaubten Speisen.
2. Die Art der Zubereitung.

b) Nahrungsmittel der Rohkost nach Bircher-Benner.

Die Obstfrüchte: Äpfel, Birnen, Orangen oder Apfelsinen, Weintrauben, Kirschen, Zwetschgen, Pflaumen, Aprikosen, Mirabellen, Pfirsiche, Bananen, Granatäpfel, Datteln, Zitronen, Pampelmus, Ananas, Feigen und Johannisbrot.

Die Beerenfrüchte: Erdbeeren, Himbeeren, Brombeeren, Johannisbeeren, schwarze Johannisbeeren, Heidelbeeren, Preißelbeeren, Stachelbeeren.

Die Gemüsefrüchte: Gurken, Kürbis, Zucchetti, Melonen und Tomaten.

Die Blattgemüse: Kopfsalat, Lattich, Endivien, Löwenzahnblätter, Spinat, die verschiedenen Kressearten, Nüßlisalat, Kohl, Wirsing, Rotkraut, Weißkraut, Bleichzichorie, Bleichsellerie, Bleichfenchel, gewürzige Blätter, wie Schnittlauch, Petersilie, Kerbel, Borratsch, Schalotten, Estragon.

Die Wurzelgemüse: Karotten, Rote Rüben, Radieschen, Rettich, Strachis, Selleriewurzel, Zwiebeln, evtl. Knoblauch, Kohlrabi.

Die Blütengemüse: Spargel, Blumenkohl.

Die Hülsenfrüchte: Junge grüne Erbsen und Bohnen.

Die Mehlfrüchte: Weizen, Hafer, Mais, Reis, zumeist als zersprengte Körner in der Form von Flocken oder als Vollkornschrotmehle (Steinmetzverfahren).

Nüsse, Mandeln, Oliven: Baumnüsse, Haselnüsse, Piniennüßchen, Paranüsse, Kokosnüsse, süße Mandeln. — Die Oliven können wegen ihrer Bitterkeit nicht in ganz frischem Zustande genossen werden, doch sind sie so wertvolle Nahrungsmittel, daß man sie auch in dem marinierten, evtl. pasteurisierten Zustande des Handels nach Wässerung zur Entfernung der Salzlauge mit Vorteil verwendet. Das Wertvollste, das uns die Oliven liefern, ist das Olivenöl. Weniger empfehlenswert sind die Erdnüsse, welche — nach den Haigschen Forschungen — Harnsäurebildner zuführen.

Pflanzliche Gewürze: Kümmel, Fenchel und Kapern.

Milch, Milchprodukte und Eier: Süßer und saurer Rahm. Eingedickte (kondensierte) ungezuckerte oder gezuckerte Milch, die sich — zwar nicht als reines Rohmaterial — besonders gut als Bindemittel für andere Bestandteile eignet und die Geschmacksgewöhnung erleichtert.

Bienenhonig: Kann in gleicher Weise wie die kondensierte Milch als Zusatz, Bindemittel und Geschamckshilfe verwendet werden.

Art der Zubereitung.

Prinzip ist, daß die Nahrungsmittel in *rohem* Zustande verwendet werden, d. h. weder gekocht, gebacken, gebraten oder gedämpft, sondern ausschließlich nach sorgfältiger Reinigung gerieben, zermahlen, geschnitten, gestoßen usw.

Um bei der praktischen Durchführung der Rohkostbehandlung für die — gerade bei dieser Beköstigung dringend notwendige — genügende Abwechslung Sorge zu tragen, hat KUTTNER im vorigen Jahre (Med. Klinik 1928 Nr. 36) eine große Reihe von für diese Diätkur in Frage kommenden Gerichten zusammengestellt.

Wir lassen die verschiedenen Rezepte, deren Zubereitung im einzelnen wir dem in der Durchführung von Diätkuren sehr erfahrenen Fräulein HEDY SCHEUCHER verdanken, hier folgen:

1. *Apfelmeerrettich:* ¹/₂ Apfel wird geschabt, mit einem Teelöffel Zitronensaft und geschältem Meerrettich nach Geschmack vermengt, ebenso mit Schlagsahne.
2. *Cumberlandsoße:* 1 Pfd. durchgepreßte Johannisbeeren wird mit dem Saft einer halben Zitrone und einer halben Orange gut vermengt, ¹/₂ Teelöffel engl. Senfmehl dazugegeben und die feingeschnittene Schale einer halben Zitrone und einer halben Apfelsine. Alles wird gut verrührt und kalt gestellt.
3. *Kopfsalat:* 1 Kopf grüner Salat wird verlesen, gewaschen, gesalzen und mit dem Saft einer halben Zitrone beträufelt.
4. *Endiviensalat:* ¹/₂ Endivie wird nudelig geschnitten, mit Salz und Zitronensaft zubereitet.
5. *Schnittlauchsoße:* Von 4 Dotter und 250 g Olivenöl rührt man eine Soße, gibt Salz, 1 Teelöffel Zitronensaft und ein Büschel feingewiegten Schnittlauchs dazu.
6. *Scharfe Kräutersoße:* Von einem Eigelb und 250 g Öl rührt man eine schaumige Soße, gibt Salz und einen Teelöffel Zitronensaft dazu und mengt feingeschnittene Petersilie, Schnittlauch, Kerbel, Sauerampfer, Zwiebel, Zitronenschalen dazu.
7. *Frühlingssoße:* Grüner Salat wird klein geschnitten, ebenso grüne Gurke in kleine Stücke geschnitten, Petersilie, Kerbel, Borratsch, Schnittlauch, Zwiebel fein gewiegt dazugegeben, mit Sahne übergossen und mit Salz abgeschmeckt.
8. *Rapunzensalat:* Der Salat wird gut verlesen, gewaschen und mit einer Soße aus Olivenöl, 1 Eigelb, Salz und einem Teelöffel Zitronensaft übergossen.

9. *Weißkrautgericht:* Weißkraut wird fein geschnitten und mit einem Gemenge von saurer Sahne, Kümmel, Salz und etwas Zitronensaft übergossen.
10. *Sauerkrautgericht:* Sauerkraut wird gut gewaschen und nach Geschmack mit Kümmel und Kürbiskernöl vermengt.
11. *Chicoreegericht:* Chicoree wird ganz fein geschnitten, mit einer Soße von Öl, Eigelb, Salz und Zitronensaft übergossen.
12. *Gurkengericht:* Gurken werden geschält, in dünne Scheiben geschnitten, mit saurer Sahne, Kümmel, feingeschnittenem Borratsch und Salz vermengt.
13. *Tomatensalat:* Tomaten werden in Scheiben geschnitten und mit einer Soße von Sahne und Zitronensaft übergossen. Dann werden sie mit Salz und gewiegter Petersilie abgeschmeckt.
14. *Rettichsalat:* Rettich wird entweder gerieffelt oder in Scheibchen geschnitten, mit Salz bestreut, eine Weile zugedeckt, stehen gelassen und mit Zitronensaft angemacht.
15. *Maiskolben:* Die Kolben, welche noch milchige Kerne haben, werden mit Salz bestreut und serviert.
16. *Tomatengericht:* Tomaten werden in Stücke geschnitten, durch ein Sieb gestrichen und mit Salz und geriebener Zwiebel vermengt.
17. *Karottengericht:* Karotten werden in kleine Würfelchen geschnitten, mit einer Tunke von Sahne, Eigelb, Petersilie und Salz übergossen.
18. *Kürbisgemüse:* Kürbis wird geschält, das innere weiche Fleisch und die Kerne herausgenommen, ganz fein gehobelt, mit Kümmel, Salz, Sahne und feingehacktem Dillkraut vermengt.
19. *Rote Rüben:* Rote Rüben werden gehobelt, mit Kümmel und Zitronensaft vermengt.
20. *Haferflockenspeise:* 60 g Haferflocken werden in $1/4$ Liter Wasser einige Stunden eingeweicht, 1 Teelöffel Honig und Orangensaft nach Geschmack zugegeben.
21. *Grießbrei:* 60 g Grieß werden in $4/10$ Liter Sahne eingeweicht, 3 Stunden stehengelassen, dann wird etwas Salz zugegeben oder Zitronensaft und Honig.
22. *Reisbrei:* 60 g Reis werden 48 Stunden in Wasser eingeweicht, durch eine Schrotmühle gemahlen. Dann wird ein Löffel Honig und ein Teelöffel Kakao zugegeben.
23. *Haferspeise:* 100—150 g Haferkörner werden gut gewaschen, in einer Schrotmühle vermahlen. Das Schrotmehl kann mit etwas Himbeer- oder Kirschsaft vermengt werden und etwas Zucker zu einem dicken Brei, oder man nimmt statt des Fruchtsaftes etwas Speiseöl und geriebene Schokolade.
24. *Weizen- oder Roggenspeise:* Die Körner werden sauber gewaschen, gut abtropfen lassen und auf einer warmen Herdplatte etwas getrocknet; danach auf einer Schrotmühle gemahlen, danach kann man die Körner nach Belieben mit etwas geriebener Schokolade und süßer Sahne oder mit einem Fruchtsaft, Gelee oder Marmelade zu einem dicken Brei verrühren.

25. *Obstsalat:*	Bananen, Apfelsinen, Äpfel werden in kleine Scheibchen geschnitten, Kirschen vom Stengel gezupft, Feigen, Nüsse und Datteln fein gehackt, alles Obst durcheinandergemengt und mit einer Mischung von Zitronensaft und Honig übergossen. Man kann noch nach Belieben anderes Obst dazu verwenden.
26. *Stachelbeergericht:*	Stachelbeeren werden zerquetscht, mit süßer Sahne oder süßer Milch vermengt und mit Honig gesüßt. Man kann die Speise noch mit etwas Hafermehl verdicken.
27. *Feigengericht:*	Feigen werden ganz fein gewiegt, ebenso Nüsse und Datteln, mit etwas Sahne zu einem Brei verrührt und zu Brot gegeben.
28. *Buttermilchspeise:*	Himbeeren werden in ein Sieb gequetscht, mit reichlich Buttermilch vermengt und mit etwas Honig gesüßt.
29. *Nußgericht mit Preißelbeersaft:*	Wal- oder Haselnüsse werden fein gemahlen, Preißelbeeren durch ein Sieb gequetscht, mit den Nüssen vermengt und nach Geschmack mit Honig gesüßt.
30. *Mohnspeise:*	Mohn wird durch eine Mühle gemahlen, mit reichlich Honig vermengt, dann noch etwas Sahne oder Milch zugegeben.
31. *Bananenspeise:*	Bananen werden durch ein Sieb gequetscht, mit Eigelb und Sahne vermengt. Als Einlage kann man feingeschnittene Bananen geben.

7. Diät bei der Fettsucht.

Bei der Durchführung von Entfettungskuren sind folgende Gesichtspunkte zu berücksichtigen:

1. Die Gesamtzufuhr von Kalorien ist auf ein Drittel bis ein halb der notwendigen Kalorienmenge herabzusetzen. (Festsetzung der erforderlichen Kalorienmenge unter Berücksichtigung des Grundumsatzes entsprechend der im 1. Abschnitt gegebenen Vorschriften).

2. Laufende Kontrolle des Gewichtes.

3. Zusammenstellung der Kost derart, daß trotz der Einschränkung der Kalorien stets Sättigungsgefühl erreicht wird.

Nahrungsmittel mit hohem Kaloriengehalt, die zu beschränken oder möglichst zu vermeiden sind:

Butter, Sahne, Fettkäse.
Fette Fleischsorten, *fetter* Schinken, *fette* Würste, Speck, Schmalz.
Fettes Geflügel (Gans, Ente, Kapaun).
Fette Fische (Aal, Karpfen, Lachs, Hering, Bückling, Sprotten, Flundern, Ölsardinen, Tunfisch).
Pflanzliche Fette und Öle, Margarine.
Kartoffeln, Getreidemehl (Weißbrot, Kuchen, Torten), Teigwaren, Mehlspeisen, Süßspeisen, Hülsenfrüchte.
Weintrauben, Bananen, süße Kirschen, Feigen, Datteln, Rosinen, Nüsse, Mandeln, Kastanien.

Die Durchführung der Entfettungskost wird erleichtert durch

die Benutzung von bestimmten Kostgerüsten. Im folgenden ist das von UMBER mitgeteilt, das einen hohen Eiweißgehalt besitzt und insgesamt rund 1000 Kalorien enthält. Zu der in dem Gerüst angegebenen Grundkost werden aus der 2. Tabelle soviel Nahrungsmengen zugefügt, bis der für den Einzelfall vom Arzt errechnete und festgelegte Kalorienbedarf erreicht ist.

Entfettungstabelle nach UMBER.

		N.	Eiweiß	Fett	Kohlehydr.	Kal.
Morgens:	200 cm³ Kaffee od. Tee	0,1	—	—	—	—
	20 cm³ Milch	0,1	0,6	0,7	0,9	13
	50 g Simonsbrot oder Schrotbrot	0,5	3,0	0,25	25,0	117
	30 g Weißbrot (Semmel)	0,3	2,1	0,14	17,0	80
Vormittags:	200 g Obst (Äpfel)	—	0,36	—	12,0	100
Mittags:	200 g Fleisch, gebraten	8,4	52,8	4,0	—	254
	200 g Gemüse, in Salzwasser gekocht	0,6	4,0	—	10,0	58
	80 g Obst	—	0,28	—	9,6	41
Nachmittags:	150 cm³ Kaffee	0,07	—	—	—	—
	20 cm³ Milch	0,1	0,6	0,7	0,9	13
Abends:	100 g Fleisch	4,2	26,4	2,0	—	127
	200 g Gemüse	0,6	4,0	—	10,0	58
	20 g Simonsbrot	0,2	1,2	0,1	10,0	47
	200 cm³ Tee	0,1	—	—	—	—
Vor dem Schlafen:	200 g Obst	—	0,36	—	12,0	100
		15,27	95,70	7,89	107,4	1008

Tabelle 2.

1 Kalorienzulage = 100 Kalorien ist enthalten in:

100 g Kalbfleisch, gebraten, mager
80 g Roastbeef, mager
50 g Hammelkotelette, mager
40 g Schweinskotelette, mager
40 g Schinken, fettfrei
25 g geräucherte Ochsenzunge
100 g Kalbsmilch (gekocht)
70 g Kalbshirn, gekocht
100 g Hasenbraten
90 g Hirschbraten
60 g Rehbraten
25 g Gans, gebraten
60 g Huhn, gebraten
90 g Backhuhn
30 g Taube

100 g Forelle, Hecht, Schellfisch, Kabeljau, Lachsforelle, Rotzunge, Schleie, Seezunge, Zander, gekocht
40 g Ölsardinen
60 g Anchovis
60 g Matjeshering
40 g Kaviar
125 g Austern
130 g Hummern
25 g Wurst
25 g Zucker
40 g Weiß-, Graham-, Schwarzbrot
50 g Pumpernickel
30 g Zwieback

Sonder- oder Diätkostformen. 91

20 g Leibnitzkeks	20 g Erbsen, Linsen, Bohnen (trocken)
150 g Kuhmilch, Dickmilch	30 g Mehl, Grieß, Reis, Maismehl, Hafermehl
200 g Kefir, Yoghurt	150—200 g Apfelsinen, Äpfel, Birnen, Aprikosen, Kirschen, Mirabellen, Pflaumen, Reineclauden, Erdbeeren, Heidelbeeren, Himbeeren, Preißelbeeren, Stachelbeeren, Ananas
225 g Magermilch	
12 g Butter	
25 g Schweizer, Holländerkäse, Chester	
30 g Camembert, Brie, Gorgonzola, Roquefort, Parmesankäse	
50 g Magerkäse	125 g Weintrauben
200 g Quark	100 g Bananen
100 g Kartoffel	30 g trockene Datteln, Feigen

Die beiden hier folgenden *Entfettungsdiäten* von P. F. RICHTER und BANTING sind ein gutes Beispiel für die praktische Durchführung der Entfettungskuren.

Entfettungsdiät nach P. F. RICHTER.

8 Uhr: 1 Tasse Tee ohne Milch mit Saccharin, 1 Weißbrötchen ohne Butter, 40 g mageren Schinken.
10 Uhr: 1 Ei.
12 Uhr: 1 Apfel, 6 Backpflaumen.
2,55 Uhr: 1 Glas Zitronenlimonade ohne Zucker.
3 Uhr: 1 Teller Bouillon, 100 g mageres Fleisch (evtl. am Rost), 150 g Salzkartoffeln, viel grünen Salat mit Zitrone oder eine saure Gurke oder Radieschen.
5 Uhr: 1 Tasse Tee.
6 Uhr: 1 Apfel.
7,55 Uhr: 1 Glas Zitronenlimonade ohne Zucker.
8 Uhr: 80 g Kalbfleisch, 150 g Salzkartoffeln, Salat, Tomaten, Rettich, Radieschen.
Nach 14 Tagen: Mittags statt 150 g Kartoffeln nur 50 g und 100 g Spinat oder Blumenkohl in Wasser gekocht.
Abends statt 150 g Kartoffeln nur 50 g und 100 g Kohlrabi oder Karotten in Bouillon gekocht.
Rohobsttag (zum Einschieben) *bis 3 Pfd. rohes Obst pro Tag in fünf verschiedenen Portionen.*

BANTINGsche Entfettungskur.

1. Frühstück: 1 große Tasse bitterer schwarzer Tee oder Kaffee mit nur ganz wenig abgerahmter Milch, evtl. Saccharin; 10—20 g alte Semmel oder Weißbrot (besonders geröstet) oder Zwieback ohne Butter. Kaltes Fleisch, auch magerer Schinken, Rauchfleisch, Fisch (kein Aal, Bückling, Lachs).
2. Frühstück: Ebensoviel Brot und ebensolches Fleisch, auch Hummer, Krebs oder Krabben. 1 Glas Sherry, Madeira, Marsala, Rotwein oder Apfelwein (kein Portwein, Sekt, Malaga, Ungarwein oder Bier). (Zum 1. und 2. Frühstück nicht mehr als zusammen 130—180 g Fleisch.)
Mittagessen: Am besten keine Suppe, evtl. im Anfang einen halben Teller magere Bouillon, Obstsuppe oder Weinsuppe ohne Zucker. 180—200 g mageres Fleisch, Fisch oder Geflügel ohne fette Sauce. 50 g Gemüse, keine Kartoffeln, 25 g Kompott, 30 g geröstetes Brot. 1—2 Glas Wein zum 2. Frühstück. 60—100 g Obst.

Nachmittags: 1 große Tasse Tee oder Kaffee, schwarz, bitter; 1 Zwieback.
Abendessen: 100—130 g Fleisch oder Fisch wie mittags, 1—2 Zwiebäcke oder 15—25 g geröstetes Brot, 1 große Tasse schwarzer Tee ohne Zucker, 1—2 Glas Rotwein (wie oben), Wasser (Selters, Brunnen) tagsüber nach Belieben.

8. Diät bei Magerkeit (Überernährung).

Bei der Durchführung der Überernährung soll die erforderliche Kalorienmenge durch Zulagen der Kost in bestimmtem Maße — je nach der Leistungsfähigkeit der Organe und je nach dem Grad der erwünschten Überernährung — erreicht werden. Diese Kalorienmehrzufuhr soll — normale Verdauungstätigkeit vorausgesetzt — durch Fett und kohlehydrathaltige Nahrungsmittel erfolgen, während die Eiweißzufuhr die normale Menge — etwa 100 g pro Tag — möglichst nicht überschreiten soll. In der Auswahl der Nahrungsmittel bevorzugt man die bei der Fettsucht als verboten angegebenen. Am meisten zu empfehlen sind die Fette (Butter, Rahm, Eigelb) und die leicht verdaulicheren kohlehydrathaltigen Nahrungsmittel (Zucker in den verschiedensten Verwendungsarten, Getreidemehle, Teigwaren, Reis, Grieß, Stärkepräparate). Als Beispiel für die Durchführung der Mastkur folgen die von PARISER und BORNTRÄGER/SCHALL.

Schema einer Mastkur nach PARISER.

Genaue Innehaltung der Zeiten ist von prinzipieller Wichtigkeit.

A. *Bei Toleranz für Milch und Sahne,*

7,30 Uhr: 1. Frühstück im Bett: 250 ccm Sahnenkakao oder Sahne mit Tee, Kakao oder Kaffeegeschmack. 2 Weißbrötchen mit viel Butter (2—2½ Stück) oder 1½ Wasserweck, Honig, 2 rohe oder ganz weiche Eier.

9 Uhr: 1 Glas Sahne.

11 Uhr: Mehlgericht reichlich, etwa 150—200 g; Toast mit reichlich Butter (etwa 20 g), geriebenen Käse usw. 1 Glas Sahne.

1,30 Uhr: Mittagbrot: 1 Tasse Suppe, Gemüse, Mehlgericht, reichlich Kartoffelpüree (mind. 2 Eßlöffel), fette aber doch leicht bereitete Sauce, Salat, Kompott (am besten in Püreeform), Süßspeise warm oder kalt (reichlich 150—200g) 1 Glas Mondaminmilch.

2—3,30 Uhr: Bettruhe.

B. *Bei absoluter Intoleranz gegen Milch und Sahne.*

1 kleine Tasse Tee, Porridge oder ähnliches Mehlgericht (mind. 200 g), zerlassene Butter oder Sahne.
2 Weißbrötchen mit viel Butter (2—2½ Stück oder 1—1½ Wasserweck), Honig. 2 rohe oder ganz weiche Eier.

2 Eier in leichter Bouillon. 2 Sardinen, evtl. mit Zitrone.

Mehlgericht reichlich, etwa 200 g; Toast mit reichlich Butter (etwa 20 g), geriebenen Käse usw. 1 Glas Rotwein.

Mittagbrot: Wie nebenstehend. 1 Glas Rotwein.

Bettruhe.

Sonder- oder Diätkostformen. 93

4 Uhr: Vesper: 2 Tassen Sahne mit Tee-, Kaffee- oder Kakaogeschmack. Gebäck wie zum 1. Frühstück.
6 Uhr: 2 rohe Eier oder Eier in möglichst leichter Bouillon.
7,30 Uhr: Abendbrot: 1 Tasse Suppe; Fleischgang warm oder kalt mit Sauce und Kartoffelpüree. Salat, Kompott; Süßspeise, Dessert.

Toast mit reichlich Butter und Käse. 1 Glas Milch.
Gegen 10 Uhr: 1 Glas Sahne

Vesper: Wie 1. Frühstück.

Wie nebenstehend.

Abendbrot: Wie nebenstehend.

Wie nebenstehend. 1 Glas Rotwein.
Mehlgericht warm oder kalt (Flammerie), Obst oder Kompott.

Beispiel einer Mastkur nach BORNTRÄGR-SCHALL.

7 Uhr: Kaffee mit 25 g Rahm und 10 g Zucker; 50 g Brot (geröstet) mit 20 g Butter, 20 g Marmelade oder Honig; 1 weiches Ei.

9 Uhr: 1 Tasse Schokolade mit Milch gekocht, dazu ein Eigelb mit 10 g Zucker und 1 Teller Hafergrütze (40 g Grütze oder Flocken), 150 g Milch, 20 g Butter.

12,30 Uhr: Mittagessen: Suppe mit 40 g Rahm, 1 Eigelb, 20 g Butter und 20 g Einlage. 100 g Braten mit 20 g Butter. Zur Bratensauce 30 g Rahm. 150 g Gemüse oder 100 g Kartoffeln mit 15 g Butter und einem Eigelb. 100 g Salat mit Tunke aus 2 Eiern, 15 g Öl, 15 g Essig oder Zitronensaft und 10 g Rahm. Süßspeise aus 30 g Mondamin, Reis oder dergleichen mit 150 g Milch, 2 Eigelb und 20 g Zucker, dazu Kompott oder 100 g Obst mit Schlagrahm und 50 g Gebäck. Zum Essen oder nachher 1 Glas Milch.

15,15 Uhr: Kaffee mit 25 g Rahm und 10 g Zucker, Obstkuchen, Torte oder Gefrorenes aus Fruchtpüree mit Rahm, Eigelb und Zucker und Gebäck.

19 Uhr: Abendessen: Suppe wie Mittags. Statt Braten Eierspeise mit Butter oder Rahm. Gemüse und Salat wie mittags. Nachtisch: Käseplatte mit Butter und Brot oder Obst, besonders Bananen, Nüsse, Mandeln, Weintrauben.

21 Uhr: Ein Glas Milch oder Malzbier.

(Zusammen 4500 Kalorien.)

9. Gerson-Sauerbruchsche Diät bei Tuberkuloseerkrankungen.

Bei der *diätetischen Behandlung der Tuberkulose* nach GERSON-SAUERBRUCH handelt es sich im großen und ganzen um eine gemischte Kost mit reichlich Eiweiß und Fett und wenig Kohlehydraten. Dabei werden rohe pflanzliche und tierische Nahrungsmittel möglichst viel verwendet. Die Kost ist durch die Verwendung von rohen, pflanzlichen Nahrungsmitteln reich an Mineralsalzen. Ferner ist von charakteristischer Bedeutung die Kochsalzfreiheit (bzw. Armut) bei der Zubereitung. Die von HERMANNS-DORFER[1] angegebenen Originalschriften sind folgende:

Kochsalzarme Kost, zur Ernährung von Tuberkulösen.
(GERSON-SAUERBRUCHsche Diät)
Verzeichnis der verbotenen und erlaubten Nahrungsmittel:
Verbotene Speisen:
Kochsalz.
Konserven jeder Art.
Geräuchertes oder gewürztes Fleisch (Wurst und Schinken).
Geräucherte oder gesalzene Fische.
Bouillonwürfel, Suppenwürze und Extrakte, außer den erlaubten.
Beschränkt erlaubte Speisen:
Mehl: Salzloses Brot, Vollkornbrot, Pumpernickel, Zwieback; Nudeln, Makkaroni, Bäckereien.
Zucker: Brauner Kandiszucker und echter Bienenhonig sind zum Süßen zu bevorzugen. Schleimlösend wirkt bestrahlte Malzhefe der Cenovis-Werke, München, Rosenheimer Straße, die teelöffelweise zwischen den Mahlzeiten verabreicht werden kann.
Pfeffer.
Essig.
Liebigs Fleischextrakt.
Dardex und Carnolactin der Kibo GmbH. Frankfurt am Main.
Bier („Heilbier" oder Malzbier).
Marsala, Malaga, Madeira, Rotwein und Weißwein (als Zusatz zu den Speise). Kaffee, Tee, Kakao.

Erlaubte Speisen:
Frisches Fleisch (etwa 600 g in jeder Woche).
Eingeweide (Bries, Hirn, Leber, Lunge, Niere, Milz).
Frische Fische.
Milch: etwa 1—1$^1/_2$ Liter täglich in jeder Form, besonders rohe Milch (wenn *Quelle einwandfrei*); ferner saure Milch, Kefir, Yogurth, Yoghurt-Käse, salzarmer Käse, Quark; Milch in Pudding oder Reis; Sahne, Rahm.
Fette: Butter (salzlose Molkereibutter), Olivenöl, Schmalz (Schweinefett), salzloser Speck.
Obst und Früchte: Möglichst viel rohes, aber auch gekochtes, eingewecktes und getrocknetes Obst (Datteln, Feigen, Nüsse, Mandeln, Dörrobst). Kompotte, Marmeladen, Fruchtgelee, Fruchtsäfte, Limonaden, Apfelmost, Früchtebrot (herzustellen nach Dr. A. Oetkers Schulkochbuch, Verlag von Dr. Oetker, Bielefeld).
Salate und Gemüse: Gemüse nicht abbrühen, sondern nur dämpfen. Viel frisches Gemüse (auch rohe Preßsäfte). Tomaten, gelbe Rüben (Möhren), Schwarzwurzeln, Kartoffeln, Kohlrabi, Lauch, rote Rüben, Runkelrüben, Spargel, Blumenkohl, Rot- und Weißkraut, gewässertes Sauerkraut, Kohl, Wirsing, Kresse, Endivien-, Feld- und Kopfsalat, Rhabarber, Sauerampfer, Spinat, Erbsen, Bohnen, Linsen, Pilze, Gurken, Kürbisse, Melonen.
Eier: auch in Mayonnaisen, Tunken, Puddings, Cremes, Brei.
Reis (ungeschälter Rangoonreis), Grieß, Maizena, Tapioka, Graupen, Haferflocken.

---

[1] MIMICIA und A. HERMANNSDORFER: Praktische Anleitung zur kochsalzfreien Ernährung Tuberkulöser. Leipzig: J. A. Barth 1929.

Sonder- oder Diätkostformen. 95

Gewürze:
Alle Kräuter: Majoran, Estragon, Dill, Gurkenkraut, Pfefferminzkraut, Zwiebel, Perlzwiebeln, Lorbeerblätter, Schnittlauch, Kümmel, Zitronen, Petersilie, Sellerie, Knoblauch, Meerrettich, Rettich, Radieschen, Suppenkräuter, Ingwer, Vanille, Zimmet, Anis, Korinthen, Mandeln, Kokosnuß, Nüsse, Paranüsse, Rosinen, Porree.

Cenovis-Nährhefe und Cenovis (Vitamin) Extrakt, kochsalzfrei nur auf besondere Bestellung zu beziehen unmittelbar von den Cenovis-Werken, München, Rosenheimer Straße.

Arzneien.

Phosphorlebertran 45 g täglich (Rp. Phosph. 0,025, Ol. jecor. as. 300,0).

Mineralogen (dreimal täglich nach dem Essen einen gehäuften Teelöffel voll in Wasser aufschwemmen und mit Holz- oder Hornlöffel gut verrühren): Erhältlich bei Brückner, Lampe & Co., Berlin-Schöneberg, Kolonnenstr. 29.

Tageseinteilung.

Die Kost wird auf folgende Mahlzeiten verteilt:

7 Uhr: Brei (etwa ein Drittel Milch, Haferflocken oder Reis oder Grieß oder Maizena oder Tapioka oder Hirse oder dergleichen; ein halbes Ei, 1 Eßlöffel Butter, Zucker, Zitrone oder Zimmet oder Vanille).

Danach $1^1/_2$ Eßlöffel Phosphorlebertran.

9 Uhr: Dünner Kaffee (entweder Malz oder nur wenig Bohnen) mit viel Milch. Brot, Butter oder Marmelade oder Honig.

Danach 1 Teelöffel Mineralogen.

10 Uhr: Rohes Obst und rohes Gemüse (gelbe Rüben, Kohlrabi, weiße Rüben, Rettich, Radieschen, Tomaten oder dergleichen).

12,30 Uhr: Mittagessen: Suppe, 1 Gang, Nachspeise (Obst).

Danach 1 Teelöffel Mineralogen.

4 Uhr: Milch (Kakao oder etwas Tee), Kuchen, Keks, Zwieback, Butter oder Marmelade- oder Honig- oder Früchtebrot.

6,30 Uhr: Abendessen: 1 Gang und Obst.

Danach 1 Teelöffel Mineralogen.

8 Uhr: Brei (wie morgens), im Sommer statt dessen an heißen Tagen saure Milch.

Danach $1^1/_2$ Eßlöffel Phosphorlebertran.

10. Leberdiät bei perniziöser Anämie.

Es handelt sich bei dieser Diät um eine möglichst reichliche Einfügung von Leber und Lebergerichten in die Kost. Da es sich darum handelt, die Leberdiät laufend — über Jahre hinaus — zu geben, ist es unbedingt erforderlich, größtmöglichste Abwechslung zu schaffen.

Zur praktischen Durchführung der Diät folgen als Beispiel: die Originalvorschrift nach MINOT und MURPHY, sowie die von R. F. WEISS.

Originalvorschrift nach MINOT und MURPHY.

Die tägliche Kost hat zu enthalten:

120—240 g gekochte Rinds- oder Kalbsleber, zur Abwechslung hin und wieder auch die gleiche Menge Lammniere oder Kalbsmilch.

120—240 g mageres, nicht zu weich gekochtes Rind- oder Hammelfleisch.
300 g grüne Gemüse, besonders Spinat, auch Salat mit einem durchschnittlichen Kohlehydratgehalt von 5—10%.
250—400 g frisches Obst, besonders Pfirsiche, Apfelsinen, Aprikosen, Erdbeeren, Ananas, Grape-fruit.
Etwa 40 g Fett in Form von Butter oder Sahne, sonst *keine* Fette und Öle.
1 Ei und 2 Glas Milch.
Als Zulage Kohlehydrate, wie Brot, Kartoffeln, Mehlspeisen, Zerealien in beliebigen Mengen; Zucker jedoch nur wenig.
Die Nahrung enthält 2000—3000 Kalorien, 340 g Kohlehydrate, 135 g Eiweiß.

Behandlung mit Leberdiät nach R. F. Weiss[1].

Für die praktische Durchführung der Leberbehandlung sind folgende Einzelheiten zu beobachten:
1. Die Kost hat außer der Leber zu bevorzugen: grüne Gemüse jeder Art, besonders Spinat, grüne Bohnen, Wirsingkohl; (Wurzelgemüse, wie Schwarzwurzeln, Rüben und dergleichen sind *weniger gut*, am besten noch Karotten). Grünen Salat, neben Kopfsalat auch Rapunze, Endivien, Sauerampfer, Löwenzahn und dergleichen. Früchte, insbesondere Äpfel, Birnen, Orangen, Kirschen, Pflaumen, Heidelbeeren, Preißelbeeren, Stachelbeeren; (weniger geeignet sind stärker süße Früchte, z. B. Pfirsiche oder mehlhaltige Früchte, wie Bananen).
2. In mäßigen Mengen können gegeben werden: Brot, Mehl und alle Mehlspeisen, Kartoffeln.
3. Nur in kleinen Mengen gestattet sind: Zucker, Milch, Muskelfleisch, Fische, Käse.
4. Möglichst zu vermeiden sind: tierische Fette; aber auch Butter nur in kleinen Mengen; Wurst und alle Räucherwaren.
5. Nur zur Zubereitung der Speisen, insbesondere der Leber, also nur in keinen Mengen zu verwenden sind: Eier (nur 1—2 Eier pro Tag). Butter nur 40 g pro Tag; an Stelle der Butter entsprechende Mengen Rahm (bis zu 100 g).
6. Als Getränke können gegeben werden: Fruchtsäfte, z. B. Orangen- oder Zitronenlimonade, ungesüßt oder mit ganz wenig Zucker; Tee mit etwas Milch oder Zitrone; Kaffee, auch guter Bohnenkaffee; Mineralwässer.
7. Verbotene Getränke sind: Alkohol in jeder Form, auch Rotwein oder Malzbier; Sahne.
8. Milch ist nur in kleinen Mengen gestattet.

a) Grundkost

1. Frühstück: 1—2 Tassen Tee oder Kaffee mit Milch, nur ganz wenig oder gar nicht gesüßt, dazu 1—2 Weißbrötchen (bzw. 30—60 g Schwarz- oder Grahambrot) ohne Butter, evtl. ganz wenig gute Marmelade.
2. Frühstück: 250—500 g frisches Obst oder Kompott, oder 1 Tasse saure Milch oder 0,25 Liter Yoghurt; dazu 1 Schnitte trockenes Weißbrot.
Mittags: 1 Tasse Bouillon, auch mit Einlage von Reis, Grieß, Sago oder 1 Tasse Schleimsuppe. (Aber nicht Bouillon mit Ei.) Reichlich Gemüse, besonders grüne Bohnen, Spinat, frischer Spargel, Karotten, Schoten, Blumenkohl, Wirsingkohl usw. in beliebiger Form in Mengen von 250—300 g (roh gewogen). Muskelfleisch nur 2—3 mal wöchentlich, möglichst Huhn

---

[1] Weiss, R. F.: Leber-Kochbuch. München: Otto Gmelin.

oder Taube, aber auch Kalb- oder Rind- oder Schweinefleisch in Mengen von 125 g; Zubereitung gleichgültig. An Stelle von Fleisch auch gleiche Mengen Fisch. Als Beilage Kartoffeln in kleiner Menge (etwa 2—3 mittelgroße) oder Mehlgerichte aus Reis, Grieß, Makkaroni, Nudeln usw. Reichlich grüner Salat, außer Kopfsalat auch Endivien oder Rapünzchen. (Salat ohne Öl, nur mit Zitrone bereitet.) Als Nachspeise 250—500 g Obst oder entsprechende Mengen Kompott.

Vesper: 1—2 Tassen Tee oder Kaffee mit Milch, dazu 1—2 Weißbrötchen ohne Butter, ausnahmsweise mit etwas Marmelade.

Abends: Suppe wie mittags. Gemüse wie mittags, dazu 2—3 Kartoffeln oder entsprechende Mengen Kartoffelbrei. 30—50 g Weißbrot ohne Butter, dazu weißer Käse oder statt dessen Mehlspeisen, z. B. Grießklöße mit Backobst, Apfelreis, Tomatenreis usw. Reichlich Salat wie mittags. Als Nachspeise 250—500 g Obst oder Kompott.

Medikamentös: Mittags und abends je 1 Rotweinglas einer ungesüßten Fruchtlimonade aus Orange oder Zitrone, auch Kirschsaft oder Heidelbeersaft naturell, mit Zusatz von je 20—30 Tropfen verdünnter Salzsäure. (An Stelle der Salzsäure können mit Vorteil Acidol-Pepsintabletten genommen werden, jeweils 2 Tabletten „Acidol-Pepsin stark" auf 1 Rotweinglas Wasser.) Die Salzsäure-Fruchtlimonade wird zu den Mahlzeiten getrunken. Bei starker Appetitlosigkeit gibt man an Stelle derselben 15 bis 30 Minuten vor den Mahlzeiten die gleiche Menge Salzsäure in Wasser ohne Fruchtsaft.

Schwieriger gestaltet sich die Durchführung dieser Kost, wenn die Hauptmahlzeit auf den Abend verlegt wird und die Mittagsmahlzeit ganz oder doch größtenteils ausfällt. Dann wird das Kostschema in folgender Weise abgeändert:

1. Frühstück: Tee oder Kaffee mit wenig Milch und ohne Zucker, dazu 1—2 Weißbrötchen ohne Butter und eine Mehlspeise, z. B. Porridge, Grießbrei, Reisbrei, evtl. mit Fruchtsaft; ferner Kompott oder Obst.

2. Frühstück: (Warmes Frühstück oder Lunch.) Gemüse in Mengen von 250—300 g, als Beilage Kartoffeln in kleiner Menge und jeden 2. Tag 125 g Fleisch, z. B. deutsches Beefsteak, Blutwurst roh oder aufgebraten, auch Tartarbeefsteak.

Vesper: 1 Tasse Tee oder Kaffee mit wenig Milch, dazu 1—2 Zwieback oder 1 trockenes Weißbrötchen.

Abends: (Hauptmahlzeit.) Bouillon mit Einlage von Grieß, Reis usw. (aber kein Ei) oder Schleimsuppe; reichlich Gemüse; Kartoffeln in kleinen Mengen oder 1—2 Scheiben Weißbrot; Mehlspeisen, am besten mit Früchten, z. B. Apfelreis, Tomatenreis usw., reichlich grüner Salat und Kompott oder frisches Obst.

An Stelle der Mehlspeisen auch 1 Tasse saure Milch, dazu Weißbrot mit etwas weißem Käse.

Die Salzsäure wird zweckmäßig zum 1. Frühstück und zur Abendmahlzeit genommen.

b) Leberzulagen.

Die Menge der täglich zu genießenden Leber hat zu betragen, in frischem Zustande gewogen:

für die ersten Wochen .... 200—250 g
später bei genügender Besserung ..... 120—150 g.

Bei längerdauernder Durchführung der Kost kann oftmals bis auf 100 g Leber heruntergegangen werden.

Die Verteilung der Lebermenge über den Tag hat sich den individuellen Verhältnissen anzupassen; für den Anfang ist es am zweckmäßigsten, die tägliche Lebermenge in zwei Portionen zu je 100—125 g zu geben, davon die eine mittags und die andere abends.

Wird die Hauptmahlzeit abends eingenommen, so kann die erste Leberportion morgens zum 1. Frühstück und die zweite abends zur Hauptmahlzeit verabfolgt werden.

Einmal wöchentlich, später zweimal in der Woche, wird die Leber durch Niere oder Kalbsmilch ersetzt; als Übergang kann man außer dem einen ganz leberfreien Tag noch einen halben einschalten, indem man nur die abendliche Leberportion durch Niere usw. ersetzt.

Je nach der Art der gewählten Leberzubereitung wird man die Leber entweder an Stelle der Suppe oder als Beilage zum Gemüse oder als eigenen Gang reichen.

Bewährt hat sich folgendes Schema:

1. Tag: mittags: Lebersuppe (dafür keine andere Suppe), dazu eigener Fleischgang (Fleischtag).
Abends: Leberspeise, z. B. gebackene Leber, dazu grünes Gemüse.
2. Tag: mittags: Gebratene Leber mit Kartoffeln (als eigener Gang). (Lebertag.)
Abends: Leber in roher Form, z. B. Leberkäse oder Leberbeefsteak a la Tartar als besondere Zugabe.
3. Tag: mittags: Leberragout, Leberklöße oder dergleichen als Beilage zu Gemüse (Gemüse-Lebertag).
Abends: Lebersuppe oder gekochte Leber in anderer Form.
4. Tag: mittags: An Stelle von Leber 250 g Niere oder Kalbsmilch mit Kartoffeln (als eigenen Gang). (Leberfreier Tag.)
Abends: Huhn oder Taube in Bouillon mit Reis und dergleichen als eigener Gang.
5. Tag: mittags: Gebratene oder gedämpfte Leber mit Kartoffeln, Reis usw. als eigener Gang (2. Lebertag.)
Abends: Leber in roher Form als besondere Zugabe.
6. Tag: mittags: Lebersuppe und dazu eigener Fleischgang (2. Fleischtag).
Abends: Gebackene Leberspeise als Zulage zum Gemüse.
7. Tag: mittags: Leber in roher Form als Leberklöße, Leberkäse und dergleichen mit Reis, Grießklößchen und dergleichen (voller Rohlebertag).
Abends: Leber in roher Form als Brotaufstrich, Leber-Cocktail oder Leber-Eiscreme u. dgl.

Diätküche.
Von L. KUTTNER und D. KWILECKI, Berlin.

Mit 11 Abbildungen.

I. Bedeutung der Diätküche.

Die Forderung, Diätküchen in den großen Krankenhäusern Deutschlands zu errichten, tritt von Jahr zu Jahr stärker hervor. Der größte und ausgezeichnet arbeitende derartige Betrieb nächst der vor kurzem eröffneten Diätküche im Rudolf-Virchow-Krankenhaus zu Berlin besteht bereits seit etwa fünf Jahren im Allgemeinen Krankenhaus Eppendorf (Universität Hamburg).

Inzwischen, zum Teil auch schon vorher oder später haben auch andere staatliche Krankenanstalten und kommunale Krankenhäuser usw. die Notwendigkeit erkannt, *der allgemeinen Küche eine Diätküche* anzugliedern, z. B. Budapest (Klinik von Koranyi), Düsseldorf (Krankenanstalten), Königsberg (Medizinische Universitätsklinik), Hamburg (Allgemeines Krankenhaus Barmbeck) usw. Andere Anstalten, so auch das Virchow-Krankenhaus haben sich bisher bemüht, durch entsprechende, einfachere organisatorische Einrichtungen in der Beköstigung der Kranken den durchaus notwendigen ärztlichen Verordnungen gerecht zu werden. Es besteht aber kein Zweifel, daß besondere Diätküchen den für die Ernährung bestimmter Kranken dringend notwendigen Anforderungen am besten gerecht werden.

Man wird sich von vornherein über verschiedene Punkte klar werden müssen, um die Berechtigung der Errichtung derartiger Betriebe medizinisch und wirtschaftlich anzuerkennen. Gerade auf die wirtschaftliche Seite soll hier bereits kurz hingewiesen werden, da es sich gezeigt hat — hierauf werden wir in einem besonderen Kapitel zurückkommen —, daß Diätküchen nicht teurer, ja ökonomischer arbeiten können als die Krankenhausgroßküchen.

Zuerst wäre der Begriff der Diätküche zu erläutern. Kurz gesagt heißt *diätetisch kochen, individuelle Krankenkost verabreichen.* Dieser obersten Forderung der Diätetik kann eine Großküche niemals genügen, denn Großküche ist Massenverpflegung mit den ihr eigentümlichen Mängeln. U. a. hat STERNBERG bereits vor Jahren gerade auf derartige Mängel in der Krankenbeköstigung hingewiesen. Gerade auf dem Gebiete der Ernährung des gesunden und kranken Menschen hat die Medizin in den letzten Jahrzehnten erhebliche Fortschritte gemacht. Man hat beobachtet, daß eine große Anzahl Erkrankungen *diätetisch besser* zu beeinflussen sind *als durch medikamentöse Therapie*. Gibt es doch gewisse Krankheiten, die im wesentlichen nur durch die Diät zu heilen sind (z. B. das Ulcus pepticum). Bei anderen Krankheitszuständen, ja selbst bei gewissen chirurgischen Erkrankungen, ist die richtige Ernährung des Patienten ein wichtiger, die Heilung seines Leidens unterstützender Faktor. Wir können deswegen mit Recht die Diätotherapie jeder anderen gleichsetzen. Eine allen ärztlichen Ansprüchen gerecht werdende Küche, d. h. Beköstigung, ist für das Krankenhaus ebenso notwendig wie die Apotheke, (d. h. wie die Verabreichung pharmazeutischer Präparate); Das beste Stomachicum ist bekanntlich eine gut zubereitete und ansprechend servierte Speise. Dabei sind diese kurz angeführten Aufgaben der Diätküche mit Mitteln zu erreichen, die den Etat eines allgemeinen Krankenhauses nicht wesentlich überschreiten.

Wir Ärzte wissen, daß nie ein erkranktes Organ allein zu behandeln ist, sondern immer ein kranker Organismus. Fast jede Erkrankung — auch diejenige leichtester Natur — zieht die wichtigsten Körperfunktionen des Magen- und Darmtraktus, (Appetit, Verdauung) in Mitleidenschaft. Die Folgerung aus dieser Erkenntnis haben wir leider sehr spät gezogen. Immerhin bemühen wir uns heute, Versäumtes nachzuholen.

Nach diesen kurzen Ausführungen könnte es den Anschein haben, als sollte von jetzt an die Diätküche ganz allgemein die Krankenverpflegung übernehmen. Dem ist jedoch nicht so. Die Diätotherapie wird auch weiterhin beschränkt bleiben, denn die bei weitem überwiegende Mehrzahl der Krankenhauspatienten wird nach wie vor von der Großküche verpflegt werden können. Am meisten wird die Diätküche begreiflicherweise von Kranken der Inneren Abteilungen in Anspruch genommen werden. Aber auch in diesen wird eine Versorgung von 40%, im Höchstfalle von 60% der Belegzahl durch die Diätküche notwendig sein. Dementsprechend hat man auch von vornherein einen Maßstab für die Größe eines derartigen Betriebes. In dem Kapitel „Krankenernährung" haben wir bereits die Kostformen kennengelernt, die die Krankenhausgroßküche gewöhnlich verabfolgt. Schon immer haben außerdem sogenannte Diätformen bestanden, z. B. für Diabetes mellitus, Nierenerkrankungen usw. Für andere Erkrankungen, die besondere diätetische Verpflegung erforderlich machten, wurde eine der bestehenden Grundformen gewählt und nach dem Ermessen des Arztes Zusatzverordnungen gegeben; oder die sogenannte ,,Null"-Form, eine Verpflegungsart ohne Grundform, die je nach Bedarf für den einzelnen Krankheitsfall vom Arzt zusammengestellt wurde. Diese letzte Form ähnelt wohl am ehesten der Verpflegungsart und Technik einer Diätküche, denn es wird der Versuch gemacht, die *Ernährung dem Krankheitsfall* anzupassen. Im ganzen und großen waren jedoch Diäten feste Formen bzw. Grundformen mit Extraverordnungen.

Die Individualisierung ist aber das oberste Prinzip der Diätküche. Ein derartiger Betrieb muß *immer ohne jede Schematisierung* der Ernährung arbeiten.

Es seien hier einige Punkte angeführt, die als Richtlinien für diätetisches Kochen gelten können. Es sind zu berücksichtigen:
1. Art der Erkrankung,
2. Existenzminimum,
3. Geschmack,
4. Appetit,
5. soziale Stellung des Patienten.

Das in vielen großen Krankenhäusern Deutschlands bestehende Einklassensystem bedingt durch die einheitliche soziale Stellung der Kranken eine wesentliche Vereinfachung des Küchenbetriebes. Es sei erwähnt, daß in letzter Zeit Bestrebungen im Gange sind, deren Ziel ist, nicht wie bisher für jede Kostform nur einen Tageszettel aufzustellen, sondern eine Auswahl von drei bis vier Gerichten dem Kranken anzubieten, so daß er gewissermaßen à la carte essen kann. Praktisch wird diese Art der Beköstigung namentlich in großen Krankenhäusern kaum durchführbar sein. Es sei jedoch an die Einrichtungen in den Budapester Krankenhäusern (System von v. Soòs) und ähnliche Bestrebungen SCHLOSSMANNS in Düsseldorf erinnert.

Zu 1. ist zu bemerken: Durch die Diagnose ist bereits im Umriß die Auswahl der Nahrungsmittel gegeben, die dem Kranken jeweils gereicht werden müssen. Nehmen wir als Beispiel eine Arthritis urica, die purinarme Kost erfordert, so ist gerade bei dieser Erkrankung die Auswahl der zur Verfügung stehenden Nahrungsmittel sehr gering. Es werden demnach bei der Beköstigung derartiger Kranker große Anforderungen an die Küchentechnik gestellt werden.

Zu 2. müssen wir das Existenzminimum des Kranken feststellen, indem wir u. a. eventuell den Grundumsatz bestimmen. Nehmen wir z. B. einen Fall von Diabetes mellitus, so werden wir im Gegensatz zu den Gewohnheiten des Patienten und der Krankenhausgroßküchen gelegentlich zunächst unterkalorisch ernähren müssen. Selbstverständlich aber nur in dem Maße, als durch Abbau z. B. körpereigenen Eiweißes keine Schädigung zu befürchten ist.

Zu 3. Gerade dieser Punkt hat ebenso wie der folgende unter anderem eine wesentlich ökonomische Bedeutung. Wie häufig sehen wir in den Krankenhäusern an bestimmten Tagen übervolle Abfalleimer mit den ,,Resten" der Mahlzeiten. Diese sogenannten ,,Reste" sind häufig ein Zeichen dafür, daß der *größte Teil der angebotenen Nahrungsmittel* von den Patienten *allgemein abgelehnt wird*, oder daß das Pflegepersonal ohne Rücksicht auf die Appetenz der Kranken rein schematisch ihnen zu große Portionen vorsetzt (siehe auch Punkt 4). Dieser Mißstand fällt in einer ärztlich und wirtschaftlich geleiteten Diätküche von vornherein fort. Jeder Patient erhält nach Möglichkeit nur das, was seinem Geschmack und seiner Appetenz entspricht.

Zu 4. müssen Arzt und Stationsschwestern, wie gesagt, darauf Rücksicht nehmen, wie groß die Appetenz des einzelnen Patienten ist. Die Diäten werden täglich so genau berechnet, daß Reste von den Mahlzeiten nach Möglichkeit nicht bleiben dürfen. Auch darf es z. B. bei einem Diabetiker nicht vorkommen, daß gewisse Gerichte, wie Gemüse — und diese Klage hört man allzuoft — zu fett zubereitet sind. Wenn auch Gemüse als Fettträger geeignet sind, so geht es nicht an, daß etwa 30, ja 40% Fett für die Zubereitung verwendet werden. Wir zwingen dadurch gerade den Patienten ,,daneben zu essen" und mindern die Appetenz des Kranken für die seiner Erkrankung entsprechende Ernährung.

Es steht hier nicht mehr zur Diskussion, ob Diätküchen überhaupt errichtet werden müssen. Diese Frage hat sich bereits dadurch erledigt, daß organisch aus den Großküchen derartige Betriebe als selbständige Einrichtungen herausgewachsen sind.

Vorstehende Ausführungen sollten nur eine kurze Orientierung sein. Sie sind das Fazit der bisherigen Erfahrungen über Leistungsmöglichkeit von Diätküchen bei entsprechender Leitung.

II. Einrichtung von Diätküchen.

Bei der Errichtung der Diätküchen wird vor allem die Größe des Krankenhauses bzw. die Bettenzahl der medizinischen Abteilung maßgebend sein. Kleinere Krankenhäuser — mit 100 bis 150 medizinischen Betten — werden innerhalb der allgemeinen Küche bei Anstellung einer Diätschwester bis zu einem gewissen Grade den Ansprüchen einer diätetischen Versorgung gerecht werden können, wenn man die Zahl der benötigten Diäten wie üblich mit etwa 30% der Gesamtbelegung berechnet. Hier wird es auch möglich sein, den Begriff der Diät so eng wie möglich zu fassen. Je größer das Krankenhaus ist, um so mehr wird sich auch die Diätversorgung von der Allgemeinküche loslösen müssen, um — wie es bereits in den großen Krankenhäusern Deutschlands üblich ist — als vollkommen selbständiger Betrieb geführt zu werden. Da die Arbeitsweise der Allgemeinküche in jeder Beziehung von der einer Diätküche verschieden ist, wird eventuell auch eine Trennung beider Betriebe in ökonomischer Beziehung erforderlich werden.

Wir müssen demnach in Stufen die verschiedenen Systeme im Diätküchenbetrieb unterscheiden.

1. *Diätküchen, die wirtschaftlich wie betriebstechnisch im engsten Zusammenhange stehen und auch räumlich mit der Allgemeinküche verbunden sind.* Diese Art der Diätversorgung ist oben kurz angeführt, weitere Gesichtspunkte sind nicht mehr hinzuzufügen.

2. *Diätküchen, die bestimmte Nahrungsmittel in fertigem oder halbfertigem Zustande aus der Allgemeinküche geliefert bekommen, und durch Zukost daraus tischfertige Gerichte herstellen.* Dieses System hat große Nachteile. Den wichtigsten Teilen des Kochprozesses (Braten, Kochen, Dämpfen) kann in der Großküche kaum der Wert zugemessen werden, der für eine diätische Verpflegung Voraussetzung ist. Es wird also mit anderen Worten Massenkost durch Zukost verbessert, wobei durch die Art der Zubereitung der größte Teil des Nährwertes der Grundstoffe bereits verloren ist.

3. *Diätküchen, die vollkommen von der Großküche losgelöst sind, in denen die Zubereitung der Rohmaterialien bis zum tischfertigen Gericht erfolgt.* Viele derartige Betriebe sind nur noch rein ökonomisch von der Großküche abhängig. Die Arbeitsweise derartiger Diätküchen ist in einem besonderen Kapitel (s. dieses) erläutert.

4. *Diätküchen, die ihre Rohmaterialien aus der allgemeinen Ökonomie beziehen* (v. Soosssches Verteilerküchensystem [Z. Krk.hauswes. 1928, H. 26]).

Es sollen nur hier diejenigen Betriebe namentlich angeführt werden, die — wie unter 3. und 4. angeführt — räumlich und wirtschaftlich getrennt von der Großküche arbeiten. Die für eine Diätküche notwendige Einrichtung wird am Ende dieses Kapitels ausführlich angeführt werden.

Zur Erläuterung seien vorerst einige Lagepläne bereits bestehender Diätküchen mitgeteilt.

a) *Diätküche Allgemeines Krankenhaus Barmbeck-Hamburg.* (Abb. 1.)

Zit.[1]: „Die Diätküche untersteht als klinischer Hilfsbetrieb der unmittelbaren Aufsicht des ärztlichen Direktors. Sie wird geleitet von einem Sekundärarzt der inneren Abteilung. Die Diätküche ist räumlich und verwaltungsmäßig völlig getrennt von der Allgemeinen Krankenhausküche. Der Küchenbetrieb wird von krankenpflegerisch vorgebildetem Personal durchgeführt. Die Diätküche stellt ausschließlich solche Kostformen her, bei denen eine genaue qualitative oder quantitative Zubereitung nach ärztlicher Vorschrift unbedingt erforderlich ist."

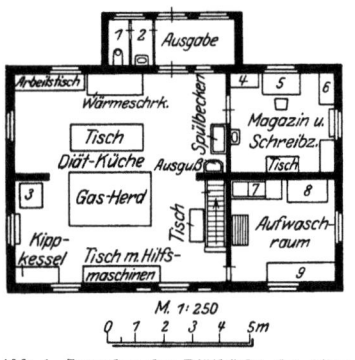

Abb. 1. Lageplan der Diätküche des Allgemeinen Krankenhauses Hamburg-Barmbeck.

Da dieses Kapitel nicht nur zur Information dient, sondern auch über Vorzüge und Mängel der angeführten Betriebe orientieren soll, sei erwähnt, daß die Räume allgemein, namentlich die Nebenräume, wie kalte Küche, Putzraum, Spülraum usw., zu klein sind bzw. gänzlich fehlen. Trotz der räumlichen Beschränkung werden täglich 90 bis 100 Kranke aus dieser Küche verpflegt. Dies ist aber nur möglich, da im wesentlichen nur Diabetiker und Nierenkranke neben Perniziosa-Patienten und ganz vereinzelten anderen Spezialdiäten versorgt werden und für jede Kochgruppe eine Standardkost aufgestellt ist.

b) *Diätküche Krankenhaus Eppendorf* (Abb. 4—6). Plan und Abbildungen mit Genehmigung des Allgemeinen Krankenhauses Eppendorf-Hamburg.

So vorbildlich die Eppendorfer Diätküche in jeder Beziehung ist, so ist auch hier ein Mangel an Nebenräumen zu verzeichnen, der sich immerhin recht bemerkbar machen muß.

Auch in dieser Küche werden etwa 100—120 Patienten verpflegt, wobei, wie in dem Kapitel „Arbeitsweise" erläutert ist, individuelle Kost ohne Schematisierung verabfolgt wird. Die Küche selbst ist nur wirtschaftlich von der großen Ökonomie abhängig, die Verwaltung der Großküche ist gänzlich ausgeschaltet. Ein weiterer Vorteil ist darin zu finden, daß neben Stoffwechsellaboratorien in direkter Verbindung mit der Küche die beiden Stoffwechsel-Halbpavillons von je 20 Betten in demselben Gebäude untergebracht sind.

---

[1] Zit. aus: Das Allgemeine Krankenhaus Barmbeck in Hamburg.

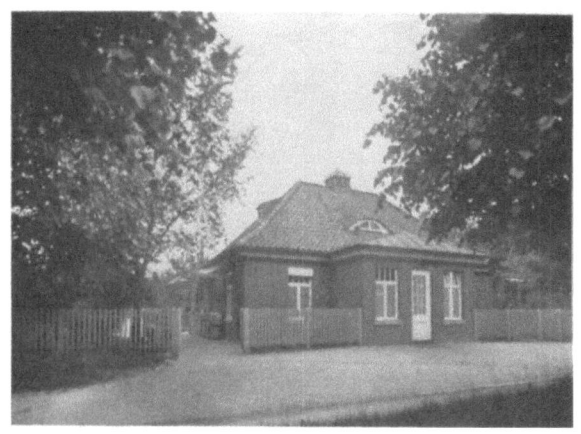

Abb. 2. Ansicht der Diätküche des Allgemeinen Krankenhauses Hamburg-Barmbeck.

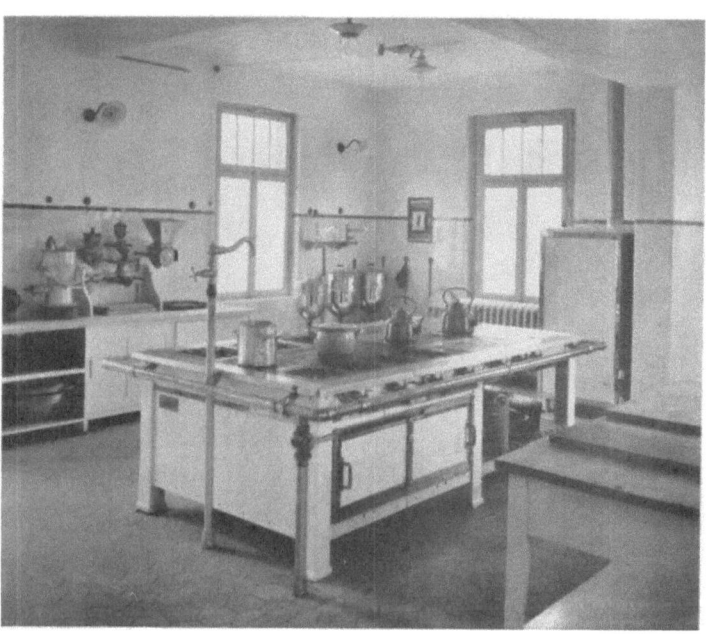

Abb. 3. Küche des Allgemeinen Krankenhauses Hamburg-Barmbeck.

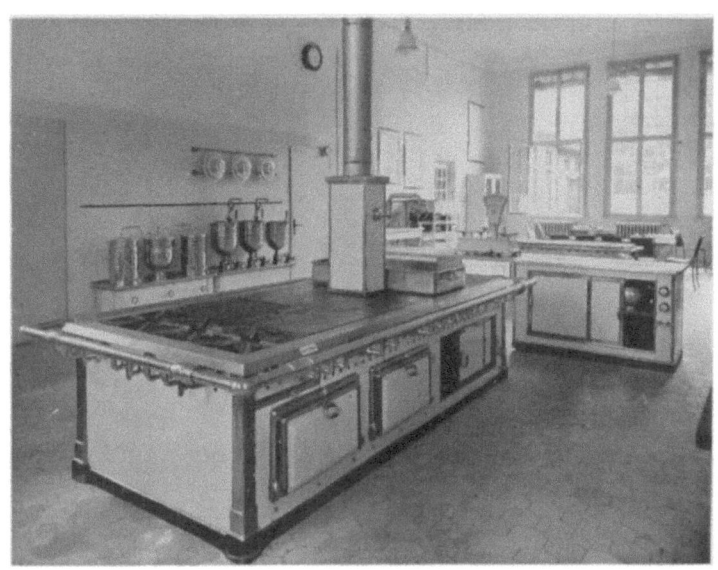

Abb. 4. Diätküche im Krankenhaus Hamburg-Eppendorf.

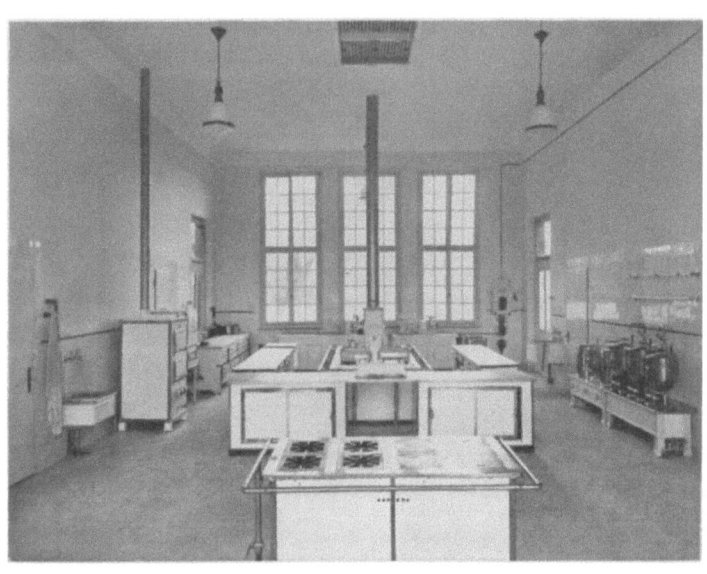

Abb. 5. Diätküche im Krankenhaus Hamburg-Eppendorf.

c) *Diätküche Rudolf-Virchow-Krankenhaus Berlin* (Abb. 7). Plan mit Genehmigung der Direktion des Rudolf-Virchow-Krankenhauses und des Hauptgesundheitsamtes (Berlin).

Auch hier ein Mangel an Nebenräumen, der jedoch deshalb nicht so sehr ins Gewicht fällt, da das Eßgeschirr von den Stationen abgewaschen wird. Außerdem übernimmt die allgemeine Küche das Putzen von Gemüse und Kartoffeln. Die Diätküche selbst ist nur wirtschaftlich von der Küchenverwaltung abhängig.

d) *Vorschlag für Neubau von Diätküchen* (Abb. 8 u. 9).

An Hand eines Lageplanes sei jetzt die Einrichtung einer Diätküche im allgemeinen erläutert. Es handelt sich hier nicht um einen bereits bestehenden Betrieb, sondern um eine Küche, die nach unserer Ansicht bei Neueinrichtung in einem großen Krankenhause zu empfehlen wäre. Ein Rundgang

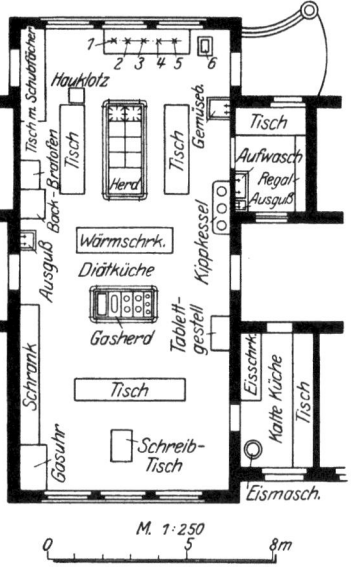

Abb. 6. Lageplan der Diätküche des Krankenhauses Hamburg-Eppendorf.

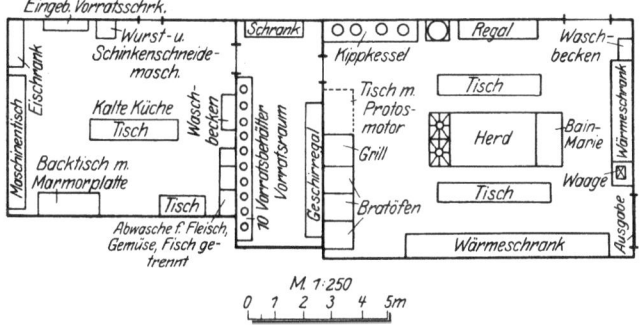

Abb. 7. Lageplan der Diätküche im Rudolf-Virchow-Krankenhaus Berlin.

durch das Gebäude soll die Lage der Räume und Einrichtung schildern.

Während die Räume im Untergeschoß neben Ankleide- und Duschraum zur Aufbewahrung der Vorräte und zur Vorbereitung der Nahrungsmittel dienen, spielen sich im Obergeschoß die küchentechnische Zubereitung und der Kochprozeß selbst ab. Für die Benutzung des Küchenpersonals steht nur ein Eingang zur Verfügung, das hat u. a. den Vorteil der besseren Übersichtlichkeit des gesamten Betriebes. Denn jede in der Küche beschäftigte

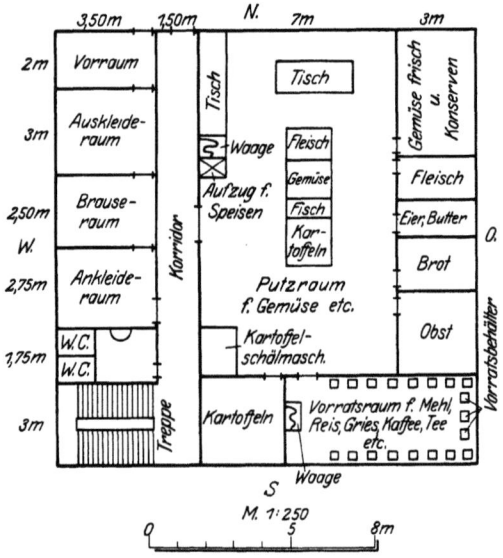

Abb. 8. Vorschlag für neu zu bauende Diätküchen.

Person muß über das Ankleidezimmer den Duschraum passieren; dort erhalten die Angestellten vom Krankenhaus gelieferte Wäsche und Unterwäsche. Man hat dadurch die Sicherheit der Sauberkeit. Für zwei weitere Ausgänge bei Feuersgefahr usw. muß sowohl im Unter- wie im Oberstock gesorgt sein.

Von dem Ankleidezimmer kommt man über einen Gang, der auf der Nordseite in eine Tür für Lieferanten mündet, auf der Südseite zur Treppe führt. Von dem Gang aus betritt man den Gemüse- und Kartoffelputzraum (Größenangaben s. Grundriß). In ihm sind eine Kartoffelschäl- und Gemüseputzmaschine u. a. untergebracht. Um den Raum herum sind die verschiedenen Vorratskeller gruppiert. Diejenigen für Fleisch, Butter und Eier liegen nebeneinander, da sie von der gleichen Kühlanlage versorgt werden.

Der Putzraum ist deshalb nach Norden gelegen, weil hier die meiste körperliche Arbeit geleistet wird und starke Sonnenstrahlung in der heißen Jahreszeit unangenehm empfunden werden würde. Nach dem gleichen Prinzip ist u. a. auch der Lageplan der oberen Räume angelegt.

Nach der Vorbereitung werden die Rohstoffe durch den Aufzug in den Maschinenraum in den Oberstock geschafft.

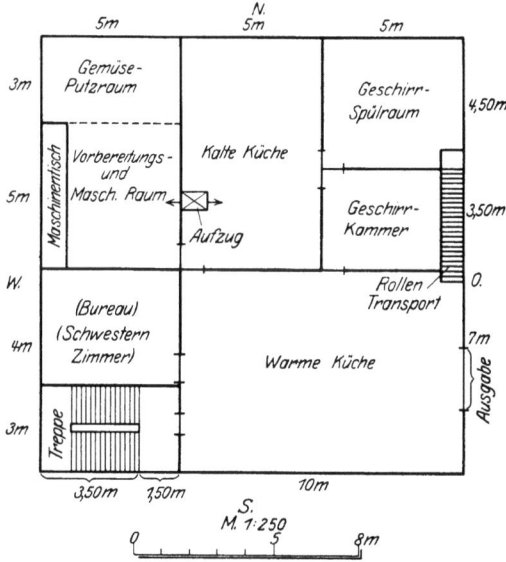

Abb. 9. Vorschlag für neu zu bauende Diätküchen.

Auf der im Plan angegebenen Treppe gelangt man aus dem Untergeschoß direkt in die warme Küche (s. Lageplan Obergeschoß). Hier werden nur warme Speisen zubereitet, wie in der kalten Küche nur kalte Gerichte fertiggestellt werden. Der Maschinenraum ist für beide Küchen zentral gelegen, so daß größere Wege mit schwergewichtigen Rohmaterialien vermieden sind. In demselben Raum befinden sich auch die verschiedenen Spülbecken für Fleisch, Gemüse und Fisch voneinander getrennt, da ja immer vor Beginn des Kochprozesses ein Nachputzen und waschen notwendig ist. Der Geschirraum ist ebenfalls von beiden Küchen leicht zu erreichen. Gebrauchtes Küchengeschirr wird von der Ostseite der warmen Küche, an der sich die Ausgabe befindet, auf einem schiefen Rollentransport zum Spülraum geschafft. Die in der warmen

Küche aufgestellten Kippkessel von je etwa 30—50 Liter werden nur zum Dämpfen von Gemüse und der Kartoffeln verwendet. Es folgt nun die *Aufstellung des für den ganzen Betrieb benötigten Inventars an Maschinen, Herden, Brat- und Backöfen und Kochgeschirr*. Der gesamten Anlage liegt die Berechnung einer Tagesverpflegung von 120—150 Patienten zugrunde.

1. 1 gedeckter Kochherd mit 3 offenen Flammen an der Schmalseite. Länge etwa 3 m, Breite etwa 1,50 m mit anschließender bain-marie.
2. 3 Kippkessel.
3. Mehrere Wärmschränke.
4. 1 großer Kühlschrank in 2 Abteilungen.
5. 2 Bratöfen.
6. 1 Backofen.
7. 1 Grill.
8. Mehrere Arbeitstische.
9. 1 Backtisch mit Marmorplatte (1,50 × 80).
10. Mehrere Waschbecken.
11. 1 großes Kartoffelspülbecken.
12. 3 Spülbecken für Gemüse, Fleisch, Fisch getrennt.

Als Heizquelle kann Gas oder Elektrizität verwendet werden.

1 Maschinentisch mit eingebautem Motor und Transmission, daran angeschlossen sind folgende Maschinen:
1. 1 Zentrifuge, 20 Liter.
2. Gemüseschneidemaschine mit verschiedenen Messern, Scheibendurchmesser 24 cm.
3. Kaffeemühle, 500 g.
4. Schlagkessel für Eiweißschnee usw., *auf* dem Tisch montiert, 30 cm ⌀.
5. 1 Fleischwolf für 2—3 kg.
6. Reibstein, 35 cm hoch.

1 transportabler $^1/_2$ PS Protosmotor mit Anschluß in der warmen Küche. Daran angeschlossen sind folgende Maschinen:
1. 1 Mandelmühle.
2. Eismaschine zu 3 Liter (3 Stück).
3. Kleiner Fleischwolf.
4. 1 Passiermaschine.
5. 1 Zitronenpresse.
6. 1 Brotschneidemaschine.
7. 1 Bohnenschneidemaschine.

Die Maschinen sind entsprechend der Motorenstärke im Handel, Größenangaben deshalb nicht notwendig.

1 Eiskonservator mit 3 Büchsen zu je $2^1/_2$ Liter.
1 Pommes frites-Maschine für Handbetrieb.
1 Dezimalwaage bis 100 kg.
1 Tachowaage bis 1000 g.
1 „ „ 500 g.
1 gewöhnliche Küchenwaage mit 2 Schalen mit Gewichten bis 5 kg.
1 Apothekerwaage.
1 Gewichtssatz bis 3 kg.
1 „ „ 500 g.
1 Hackblock 60 × 60 cm mit Scharre zum Reinigen.

Einrichtung von Diätküchen.   111

1 Kaffeemaschine mit Dampfbetrieb 25—30 Liter.
1 Teemaschine mit Dampfbetrieb, etwa 30 Liter.
20 Vorratsbehälter mit Auslauf und Waage 32 × 32 cm, Höhe 82 cm.
1 kleiner Eisschrank für Natureis, Innenmaße 80 × 70 × 60 cm.
1 Schrank für Wäsche und Reinigungsutensilien.
Mehrere Geschirregale aus Eisen mit auswechselbaren Holzeinsätzen.

Kochgeschirre
(H = Höhe, ⌀ = Durchmesser):

2 größere Bouillontöpfe 35 cm ⌀, 35 cm H.
3 Milchtöpfe 40—50 cm ⌀, 25 cm H ohne Auslauf.
$2^1/_2$ Dutzend verschiedene Stieltöpfe in Sätzen, normale Größen.
$2^1/_2$ Dutzend verschiedene Kochtöpfe mit Henkel.
6 Stück Sauteusen, verschiedene Größen, 14—20 cm ⌀.
1 Dutzend Küchenschüsseln, 1—$4^1/_2$ Liter Inhalt.
1   „   „   bis 1 Liter Inhalt.
6 Stück graduierte Meßmilchtöpfe, 1—2 Liter.
6—8 Bratenplatten, 30—60 cm ⌀, längsoval.
6 Stück Puddingformen, je 2 zu je $^3/_4$ Liter, $1^1/_2$ und 3 Liter.
2 Bratpfannen, groß mit Deckel, 60 × 40 cm, 15 cm H.
3   „   „   „   „   50 × 25 cm, 15 cm H.
8   „   rund, ohne Deckel, mit Stiel, 24 cm ⌀, 5 cm H.
3   „   „   „   „   „   „   15 cm ⌀, 5 cm H.
2 Friturenpfannen mit Einsatzkorb, konisch, mit Stiel, 28 × 15 cm.
1 Braisière, 25 × 23 × 15 cm.
1   „   45 × 29 × 16 cm.
2 Dämpfer mit kleinen Löchern für Reis 25 cm ⌀.
2   „   „   „   „   „   „ 35 cm ⌀.
2 Fischkessel, längsoval, 45 × 29 cm.
1 Wasserbadwärmtopf, 0,6 Liter.
100 Stück Dariolformen zu je 100 g.

1 Gestell für Topfdeckel, freistehend.
100 Stück Auflaufformen, feuerfest, 10 cm ⌀, 4 cm H.
5   „   „   „   20 cm ⌀, 7 cm H.
6 verschiedene Schöpflöffel.
6   „   Gießlöffel.
4   „   Schaumlöffel.
2 Fischheber.
2 Friturenkellen.
1 Kotelettklopfer.
2 Hackmesser, 16 und 25 cm Länge.
2 Wiegemesser, zweischneidig, 18 und 25 cm.
3 Tranchierbretter mit Hirnholzleiste, 75 × 40 cm.
6   „   ohne   „   35 × 25 cm.
3   „   mit Saftrinne, 52 × 39 cm, 4 cm H.
1 Satz Drahtsiebe.
6 Stück verschiedene Metalldurchschläge.
6   „   „   Haarsiebe.
2 Milchsiebe.
2 Bouillonsiebe (spitz), 22 und 26 cm ⌀.
10 Formen für Sülzkotelettes (Glas).
3 Stück Gemüsehobel (einfache Raffel, Gurkenschneider, Waffelraffel).
4 breite Kochmesser, Schneidenlänge 35 cm.

2 Aufschnittmesser, 30—40 cm Schneidenlänge.
2 Salamimesser, 40 cm.
4 breite Schinkenmesser.
4 Officemesser.
24 Kartoffelschälmesser.
3 Bratenpaletten (biegsam).
2 Konditorpaletten, 30 cm.
6 Buntmesser.
2 Brotmesser, 27 cm.
1 Käsemesser mit 1 Griff, 31 cm.
1   „   „   1   „   26 cm.
3 Schälmesser (verstellbar).
6 Fleischgabeln.
12 Küchengabeln.
1 Geflügelschere.
1 Dose Spick- und Dressiernadeln.
2 Stück Diamantstahl zum Messerschleifen.
1 Zitronenschaber.
2 Kartoffelbohrlöffel, 1 cm ⌀.
1 Knochensäge mit breitem Blatt, 45 cm.
21 Topfuntersätze aus Holz, den Topfgrößen entsprechend.
1 Soßenleiter.
1 Dutzend Passiertücher (Elsässer Stoff).
2 Milchmeßeimer, 10 Liter.
$1/2$ Meßgefäße mit Unterteilung, 1 Liter.
1   „   „   „   2   „
2 Satz geeichte Meßgefäße ohne Unterteilung, $1/8$—1 Liter.
3 große Milchkannen zu je 25 Liter.
1 Schragen für Kuchenbleche, transportabel.
10 Kuchenbleche, in den Backofen passend.
2 Sätze Mehlschaufeln mit Henkel.
1 Kuchenrädchen, 55 mm ⌀, 20 cm lang.
2 Toaströster.
4 Überzuggitter, 47 × 33 cm, dazu
8 Untersätze.
1 Teigspritze mit Spindel.
3 Eierschneider.
10 Schneeruten verschiedener Größe.
2 Rollhölzer.
je 1 Königskuchenform, Riefenform, Rehrückenform, 35 × 12 × 8 und 20 × 11 × 7.
3 Korkenzieher.
3 Nußknacker.
3 Butterstecher (20 g).
1 Eieruhr.
1 Satz Ausstecher, glatt, 1,8—9 cm.
1   „   „   gezackt.
1   „   „ Apfelausstecher, 0,5—3 cm.
2 Stück Püreepressen, extra stark, 11 × 11 cm.
1 Büchsenöffner.
2 Dutzend Holzkochlöffel, verschiedene Größen.
1   „   Holzquirle,   „   „
2 Gewürzkästen.

2 Gefäße für Salz zu je 1 kg.
6 Tabletts aus Holz.
120 Einzelmenagen.

Das, was sofort ins Auge fällt, ist, daß kein größeres Gefäß, als wir es in jedem Haushalt zu sehen gewohnt sind, in der Diätküche verwendet wird. Auf den ersten Blick könnte man meinen, daß die Folge eine wesentliche Verteuerung der Diätverpflegung wäre. Daß aber sogar in allen Diätküchen Deutschlands billiger gewirtschaftet wird als in den allgemeinen Krankenhausküchen, ist in dem Kapitel „Wirtschaftlichkeit" erörtert.

III. Küchenpersonal.

Mit der Einrichtung von Diätküchen stieß man allgemein bereits auf die erste Schwierigkeit: Wo gab es Personal, das gleichzeitig praktisch gut ausgebildet und den Ansprüchen der modernen Diätetik genügen konnte? Diese wichtige Frage ist auch bis zum heutigen Tage bis zu einem gewissen Grade noch offen, denn weder die Diätschwester noch die Diätassistentin können restlos diesen Ansprüchen genügen. Es sei denn, sie haben bereits die praktische Vorbildung, von der weiter unten ausführlich gesprochen werden soll.

Gerade die Diätotherapie verlangt subtilste Küchentechnik, denn für den kranken Menschen ist die beste Zubereitung der Nahrung gerade gut genug. Man darf nie vergessen, daß eben aus dem Grunde, weil die Krankenhausgroßküchen den Ansprüchen der modernen Diätetik nicht genügen konnten, Diätküchen entstanden und entstehen. Leider legt man auch heute noch in Ärztekreisen zu wenig Wert auf die rein praktische Diätotherapie. Gerade dem Arzt kann der Vorwurf nicht erspart bleiben, nicht energisch genug für die praktische Ernährungstherapie eingetreten zu sein. Wenn wir bedenken, welche wertvolle Vorarbeit u. a. v. LEYDEN und nach ihm ADOLF SCHMIDT, STERNBERG u. a. geleistet haben und welche Rolle das Werk von v. NOORDEN-SALOMON in der modernen, theoretisch wissenschaftlichen Ernährungstherapie spielt, so mußte man sich auf der anderen Seite über die geringe praktische Auswirkung wundern. Lesen wir die Literatur über Ernährung des kranken Menschen durch, so finden wir wohl immer wertvolle wissenschaftliche Erörterungen über die Ernährung des Kranken und Gesunden, aber der rein praktische Teil der Zubereitung wird in wenigen Rezeptbeispielen abgetan. Daß eine derartig geringe Zahl von Kochrezepten zur längeren Ernährung eines Kranken nicht ausreichend war, dessen war man sich zwar bewußt, fand aber keinen Ausweg. Es ist das große Verdienst JÜRGENSENS, in seinem ausgezeichneten Kochbuch betitelt: „Kochlehrbuch und prakt. Kochbuch" bereits im Jahre 1910 gezeigt zu haben, wie der Arzt auch auf dem Gebiete der Ernährungstherapie *praktische Arbeit* leisten kann. Durch ärztliche Kochkurse hat er damals bereits versucht, Ärzte für die Praxis der Küche zu interessieren. Auch die in Hamburg-Eppendorf stattfindenden Diätkurse für Ärzte verfolgen den gleichen Zweck. Neben rein theoretischen Vorträgen und praktischen Übungen der klinisch-chemischen Untersuchungsmethoden nimmt den größten Raum die Unterweisung in der praktischen Diätetik ein. Jeder Kursteilnehmer muß unter fachmännischer Leitung einfache diätetische Gerichte selbständig zubereiten und lernt dadurch auch in großen Zügen die Verwendbarkeit der Rohmaterialien für bestimmte Speisen kennen. Gerade diese Anregung, die dem Krankenhausarzt und dem Arzt der freien Praxis das Verständnis für die reine Küchentechnik und das Kochen verschafft, verdanken wir Prof. L. BRAUER, dem Direktor der Hamburger Universitätsklinik. Ebenso wie jeder Arzt die Grundprinzipien der Zubereitung jedes verordneten Medikamentes und ihre Anwendungsweise kennen soll, muß er die Grundlagen der Küchentechnik *praktisch* beherrschen; *er soll jederzeit fähig sein, einfache, wohlschmeckende Gerichte selbständig herzustellen. Nur dann ist er in der Lage, am Krankenbett Ernährungstherapie zu treiben.*

Die Personalbesetzung der Diätküchen in den einzelnen Krankenhäusern ist bisher, wie bereits oben kurz erwähnt, noch nicht einheitlich. Auf der einen Seite werden Frauen ausgebildet, die ohne jede vorherige Schulung in der Medizin einen ein- bis zweijährigen Diätkursus in Theorie und Praxis absolviert haben, auf der anderen Seite werden berufstätige Schwestern in einjährigen Kursen zu Diätküchenleiterinnen erzogen. Derartige Lehrinstitute bestehen für Diätassistentinnen z. B. in Düsseldorf, Elberfeld und Hamburg-Eppendorf. Für Diätschwestern in Berlin (Lette-Verein).

Es seien im Auszug die Richtlinien für die Einstellung und Ausbildung von Diätpraktikantinnen mitgeteilt, wie sie z. B. in Eppendorf und Elberfeld durchgeführt werden.

Richtlinien für die Einstellung als Elevin in der Diätküche der Stoffwechselabteilung des Krankenhauses Eppendorf-Hamburg.

Als Vorbedingung für die Einstellung als Elevin in der Diätküche wird verlangt:
1. Vollendetes 23. Lebensjahr.
2. Nachweis über Besuch einer 10stufigen Schule.

3. Gute Kochkenntnisse, erworben entweder in länger dauernder praktischer Betätigung (Hotelküche, größerem Wirtschaftsbetrieb oder ähnlichem) oder durch ein Zeugnis nachweisbare Teilnahme an einem mindestens halbjährigen Kochkurs.
4. Sprachkenntnisse.
5. Bei *Nicht*schwestern Teilnahme an einem Krankenpflegekurs wünschenswert, doch nicht unbedingt erforderlich.
6. Bei Schwestern genügt der Nachweis über abgelegtes Schwesternexamen.

Die Ausbildung dauert 2 Jahre. In Ausnahmefällen kann diese Zeit um $1/_2$ Jahr gekürzt werden. Sie erstreckt sich auf folgende Unterrichtsgebiete: Praktische und theoretische Arbeit am Kochherd, das Wichtigste aus der Stoffwechselphysiologie und -pathologie, Nahrungsmittellehre, allgemeine Krankheitslehre, einfache Stoffwechseluntersuchungsmethoden, außerdem Übungen in der Wirtschaftsführung.

Die Ausbildung ist kostenlos.

Nach Abschluß der Ausbildung wird ein Befähigungszeugnis als Diätassistentin ausgestellt.

Bedingungen für die zur Ausbildung als Diät-Assistentinnen in der Diätküche der Städt. Krankenanstalten Elberfeld zugelassenen Praktikantinnen.

1. Ausbildungszeit beträgt 1 Jahr und beginnt am 1. April oder 1. Oktober jeden Jahres.
2. Die Teilnehmerinnen müssen mindestens 20 Jahre alt sein.
3. Zugelassen werden nur Personen mit Lyzeumsreife und im Ausnahmefall mit Mittelschulreife.
4. Eine gute nachweisliche Vorbildung im Kochen ist erforderlich.
5. Für die Ausbildung ist monatlich im voraus ein Betrag von 15 M. an die Verwaltung der Krankenanstalten zu zahlen.

Die Bewerbungsgesuche sind an die Verwaltung der Städt. Krankenanstalten zu richten.

Beizufügen sind:
a) ein selbstgeschriebener Lebenslauf,
b) beglaubigte Abschriften der Schul- und sonstigen Zeugnisse und
c) ein ärztliches Gesundheitsattest.

Die sich Meldenden haben sich nach Einreichung des Gesuches dem Chefarzt der inneren Abteilung persönlich vorzustellen.

Nach Beendigung des Lehrjahres wird den Teilnehmerinnen ein chefärztliches Zeugnis über ihre Befähigung als Diätassistentin ausgehändigt.

Auszugsweise seien in folgendem noch die Bedingungen und Unterrichtsfächer des Lette-Vereins Berlin aufgeführt:

Im Oktober 1929 beginnt im Lette-Verein wiederum ein einjähriger Lehrgang zur Ausbildung von *Diätküchenleiterinnen* für Krankenschwestern bzw. Fachwirtschaftsschwestern. Neben der abgeschlossenen pflegerischen Vorbildung werden gute hauswirtschaftliche Kenntnisse für die Aufnahme vorausgesetzt.

Der Unterricht umfaßt folgende Gebiete:
1. Ernährungsphysiologie und -pathologie, Nahrungsmittellehre, Diätbehandlung innerer Krankheiten (von einem Facharzt erteilt).
2. Feine Küche.
3. Diätetische Küche.
4. Betriebs- und Organisationslehre.

5. Hausarbeiten (soweit sie die Verpflegung des Patienten betreffen). Der Gesamtunterricht im Lette-Verein umfaßt 28 Wochenstunden, hinzu kommen Führungen und Besichtigungen einschlägiger Betriebe.

Die Lehrgänge sind staatlich anerkannt. Das Schulgeld für den Jahreskursus beträgt 500 M. freibleibend, die Einschreibegebühr 20 M., ferner kommen noch 4 M. für Unfallversicherung und eine monatliche Inventargebühr von 1 M. hinzu.

Der Beendigung dieses einjährigen Lehrganges folgt eine halbjährige praktische Tätigkeit in einem Krankenhausbetrieb. Nach der Gesamtausbildung wird den Teilnehmerinnen die Befähigung als „Diätküchenleiterin" erteilt.

Halbjährige Lehrgänge werden nicht abgehalten.

Namentlich aus dem Plan des Lette-Vereins Berlin ersehen wir, wie vielgestaltig die Ausbildung von Diätküchenleiterinnen ist. Man muß sich mit Recht sagen, ob dieses Pensum überhaupt in einem Jahr erledigt werden kann. Berücksichtigen wir, daß in jedem Hotelbetriebe nur Köche und Köchinnen eingestellt werden, die eine 4—5jährige praktische Ausbildung in der feinen Küche nachweisen können, so ist, allgemein berechnet, eine praktische Vorbildung von $1/2$ bzw. 1—2 Jahren etwas gering bemessen. Die Voraussetzung bzw. das Vorhandensein guter hauswirtschaftlicher Kenntnisse wird im allgemeinen für Absolvierung eines 2jährigen, im wesentlichen praktischen Diätkochkurses genügen, d. h. wir werden nach Beendigung der Ausbildungszeit brauchbare Diätschwestern bzw. -assistentinnen herangebildet haben, die im eigenen Betrieb unter Anleitung eines in diesem Fach besonders geschulten Arztes und der Diätküchenleiterin ihre diätetische Ausbildung vervollständigen können. Anders steht es um die Leiterinnen derartiger Küchen. Wenn z. B. in der Düsseldorfer Küche der Grundsatz verfolgt wird, daß die Küchenleiterin die erste Arbeitskraft im Betriebe sein muß, so ist das nur möglich, wenn, wie es dort der Fall ist, eine entsprechende Ausbildung zugrunde liegt. Gerade im Diätküchenbetriebe muß die Leiterin jeder Zeit fähig sein, in praktischer Arbeit zum wenigsten das eigentliche Kochpersonal zu ersetzen, in theoretischen und wirtschaftlichen Dingen muß sie — das bringt ja ihre leitende Stellung mit sich — jeder in der Küche tätigen Person überlegen sein. Wenn in den Unterrichtsfächern des Lette-Vereins an zweiter Stelle die feine Küche aufgeführt ist, so entspricht diese Rangordnung in Wirklichkeit den Forderungen einer Diätküche, *denn die Vorbedingung für diätetisches Kochen ist die Kenntnis der feinen Küche.* Die Schule der feineren Küche beginnt bereits mit schwierigen Aufgaben. Die Beurteilung der rohen Nahrungsmittel stellt hohe Anforderungen und setzt — fast möchte man sagen — jahrelange Praxis voraus. Nehmen wir als Beispiel die Beurteilung des rohen

Fleisches. Vorausgesetzt die Kenntnis der einzelnen Fleischsorten, so ist ihre küchentechnische Verarbeitung außerordentlich verschieden. Wie es Tierarten gibt, die eine ganz bestimmte Zubereitungsart erfordern, so sind z. B. die einzelnen Fleischstücke ein und desselben Tieres einmal zum Kochen, andererseits nur zum Braten zu verwenden. Ja, man kann sagen — jedes einzelne Nahrungsmittel verlangt „wie ein rohes Ei behandelt zu werden". Die küchentechnische Zubereitung, der eigentliche Kochprozeß, setzt weitere exakte Kenntnisse voraus. Denn es handelt sich darum, vor allem den Nährwert des Rohmaterials in weitestem Maße zu erhalten; denn bekanntlich werden, wovon wir an anderer Stelle dieser Abhandlung ausführlich gesprochen haben, durch Überhitzen wichtigste Nährstoffe, wie z. B. Vitamine, zerstört, andererseits durch zu langes Zerkochen der Nährwert erheblich vermindert. Der Standpunkt, durch langes Auskochen z. B. der Gemüse, den Kohlehydratgehalt herabzusetzen bzw. gänzlich auszuschalten, erscheint geradezu verwerflich. Denn die Schmackhaftigkeit durch Auslaugung der lebenswichtigen Mineralsalze und der Nährwert durch Zerstörung der Vitamine und anderer für den Körper notwendiger Aufbaustoffe wird wesentlich verringert. Es würde zu weit führen, wenn wir hier im einzelnen die Aufgaben, die eine Diätküchenleiterin in der Küche selbst zu erfüllen hat, aufzählen wollten. *Kurz zusammenfassend sei nochmals betont, daß für die Leitung einer Diätküche nur eine Person geeignet ist, die auch praktisch das ihr unterstellte Küchenpersonal voll und ganz ersetzen kann. Vorbedingung ist jahrelange praktische Tätigkeit, am besten in großen Hotels bzw. Restaurationsbetrieben, und eine längere Spezialausbildung in der praktischen und theoretischen Diätetik.* Die Mehrkosten, die durch die Einstellung einer derartig vorgebildeten Leiterin entstehen, werden sich durch rationelles Arbeiten (s. Kapitel: Rentabilität) in der Küche selbst als Ersparnis herausstellen. Denn je besser die Ausbildung ist — und das gilt für das gesamte Diätpersonal —, desto rationeller wird man in der Diätküche arbeiten können.

Was nun das übrige Diätpersonal betrifft, mag es Diätschwester, -assistentin oder -köchin heißen, so wird auch hier die Praxis ausschlaggebend sein. Denn das in der Diätetik bestausgebildete Personal wird bei allzu geringer praktischer Schulung in der Küche versagen. Es ist nicht zu verkennen, daß die Diätschwester durch ihren Beruf und ihre Schulung der Diätotherapie das meiste Verständnis entgegenbringt, andererseits wird eine Diätköchin unter einer Diätküchenleiterin durch ihre jahrelange Praxis ein wesentliches Plus aufzuweisen haben.

Wie bereits im Anfang dieses Kapitels erwähnt, ist die Personalfrage noch nicht völlig geklärt. Vor allem fehlen bisher Erfahrungen mit Diätköchinnen. *Nochmals sei betont, daß für jede in der Diätküche tätige Person jahrelange Praxis und ausreichende Kenntnisse in der feinen Küche Bedingung sein sollte.*

IV. Arbeitsweise in der Diätküche.

Wir haben im Einleitungskapitel in großen Zügen die Anforderungen, die an eine Diätküche gestellt werden müssen, kennengelernt. Ein besonderes Verpflegungssystem wird diese Aufgaben erfüllen können. Als mustergültig für eine Diätküche kann man das *Kochgruppensystem* ansehen, wie es nach jahrelangen Versuchen und Erfahrungen in der Stoffwechselstation des Eppendorfer Krankenhauses Hamburg (Prof. BRAUER) eingeführt ist. In diesem mustergültigen System sind die einzelnen Kochgruppen in sich derart geschlossen, daß sie auch küchentechnisch ein einheitliches Ganzes bilden. Mit anderen Worten kann jede Kochgruppenleiterin und die ihr unterstellten Hilfskräfte Spezialistin auf ihrem Gebiete sein, denn erfahrungsgemäß werden die Leistungen jedes Menschen gesteigert, sobald er sich auf ein bestimmtes Gebiet konzentriert. Es könnte hier der Vorwurf gemacht werden, daß man dadurch gerade das Gegenteil von dem erreichen würde, was eine individuelle Kost erfordert, nämlich Schematisierung. Dem ist jedoch nicht so. Innerhalb der einzelnen Kochgruppen bestehen auf Grund der individuellen Verordnungen des Arztes so viele Variationen, daß es sogar für eine Küchenleiterin bei einer Tagesverpflegung von 100—150 Patienten gar nicht möglich wäre, alle drei Kochgruppen zu übersehen. Ob die angeführte Spezialisierung in den einzelnen Kochgruppen allgemein durchführbar ist, hängt natürlich von den Wünschen der Gruppenleiterin und des Kochpersonals ab. Denn es besteht die Möglichkeit, daß trotz der erheblichen Variationsbreite in einer Kochgruppe nach einer gewissen Zeit eine Eintönigkeit eintritt. Die Folge davon könnte eine Unwilligkeit und Unzufriedenheit des Personals sein, die dann — das weiß jede Hausfrau — ihren Ausdruck in einer Verschlechterung der Speisenzubereitung findet. Und das gerade ist in jedem Falle zu vermeiden und läßt sich vermeiden, wenn — sagen wir, alle 6 Monate etwa — ein Wechsel des Gruppenpersonals zur anderen Kochgruppe stattfindet.

In folgendem sei der Kochgruppenplan der Eppendorfer Diätküche angeführt:

Arbeitsweise in der Diätküche. 119

Kochgruppe I.

Allgemeine Krankenschonungsdiäten unter Berücksichtigung des Zerteilungsgrades (flüssig, breiig), Schlackengehaltes, Volumens, der Darreichungsart (z. B. Sondenernährung usw.) und Anzahl der Mahlzeiten.

1. Nährklystiere (v. NOORDEN, SCHMIDT, LEUBE, EWALD, BOAS usw.).
2. Mehlförmige Zerteiltheit.
3. Feinpüreeförmige Zerteiltheit.
4. Grobpüreeförmige Zerteiltheit.
5. Übergang zur gewöhnlichen Kost.

Magen- und Darmdiäten.

I. Diagnostische Diäten:
  1. Probefrühstück (EWALD-BOAS, EHRMANN).
  2. Probemahlzeit (RIEGEL-LEUBE).
  3. Probekost zur Vorbereitung der Stuhluntersuchung (A. SCHMIDT, hämoglobinfrei).

II. Diäten bei entzündlichen Magen- und Darmerkrankungen:
  1. bei akuten,
  2. bei chronischen, auch infektiösen (Typhus, Ruhr, Tuberkulose usw.).

III. Diäten zur Beeinflussung der Sekretion des Magens:
  1. bei fehlender oder mangelnder Magensaft- oder -säuresekretion,
  2. bei übermäßiger Magensaft- oder -säuresekretion,
  3. bei dauerndem Magensaftfluß.

IV. Diäten zur Beeinflussung der Motilität des Magens:
  1. bei Hypoperistaltik und Folgezuständen (Gastrektasie, Gastroptose usw.),
  2. bei Hyperperistaltik.

V. Diäten zur gleichzeitigen Beeinflussung von Sekretion und Motilität des Magens:
  1. Schonung der Sekretion und Motilität: spezielle Diäten bei Geschwüren (LENHARTZ, LEUBE-PENTZOLD, STRAUSS, RIEGEL, EWALD, BOAS, BRUGSCH, RABE-MÜLLER, SIPPY),
  2. Anreizung der Sekretion, Schonung der Motilität (Karzinom).

VI. Diäten bei Darmverdauungsstörungen:
  1. bei Durchfallskrankheiten:
     a) Diarrhoe,
     b) Gärungsdyspepsie (SCHMIDT, v. NOORDEN),
     c) Fäulnisdyspepsie (SCHMIDT, v. NOORDEN),
     d) Mischformen;
  2. bei Verstopfungskrankheiten:
     a) spastische Form,
     b) atonische Form,
     c) Mischformen.

  Kostzusammenstellungen bei perniziöser Anämie (Lebergerichte).
  Diäten bei Krankheiten der Leber und Gallenwege.

Kochgruppe II.

Diäten bei Krankheiten der Kreislauforgane und Nieren.

I. Diagnostische Diäten:
  1. Eintagsversuch (VOLHARD, SCHLAYER, BECKMANN),
  2. Probediäten mit verschiedenen Belastungen (LICHTWITZ, STRAUSS, SCHLAYER, HEDINGER).

II. Schonungsdiäten:
1. Diätetische Prophylaxe,
2. Kochsalz- und Flüssigkeitsbeschränkung,
3. Eiweißbeschränkung (laktovegetabil).

III. Strenge Vorschriften:
1. Hunger- und Dursttage (VOLHARD),
2. Karelltage,
3. Eiweißkarenztage (STRAUSS),
4. Zucker-, Obst- und Mischobsttage (Bananen, Äpfel, Trauben, Apfelsinen und anderes Obst).

IV. Individuell angepaßte Kostzusammenstellungen:
1. Quantitativ Kochsalz und Flüssigkeit,
2. ,,   Eiweiß, Kochsalz und Flüssigkeit.

V. Rohkost.

Kochsalzarme Diät bei Tuberkulose
(GERSON-SAUERBRUCH).

Diäten bei Fettsucht.
1. Diätetische Prophylaxe.
2. Hungertage.
3. Spezielle Entfettungskuren (KARELL, MORITZ, BANTING, EBSTEIN, OERTEL-SCHWENINGER, UMBER, v. NOORDEN, ROSENFELD, Obstkuren).
4. Individuell angepaßte Kostzusammenstellungen:
   a) quantitativ Kalorien,
   b)   ,,   ,,   Eiweiß, Flüssigkeit, Kochsalz.

Mastkuren.
1. Spezielle diätetische Kuren (HIRSCHFELD, v. NOORDEN, UMBER, LENHARTZ).
2. Individuell angepaßte Kostzusammenstellungen.

Kochgruppe III.
Diäten bei Zuckerkrankheit.

I. Qualitative Diäten:
1. Hungertag.
2. Kohlehydratfreie, evtl. eiweißreiche Tage (v. NOORDEN, LICHTWITZ, UMBER).
3. Gemüsetage:
   a) fettarm: Eier-Salattage;
   b) fettreich: Gemüsefettkost (PETREN), Gemüsetag mit Eiern (v. NOORDEN), Gemüsetag mit Eidottern (v. NOORDEN), Gemüsetag mit quantitativer Festlegung der Kohlehydrate evtl. auch des Eiweißes.
4. Kohlehydratfreie Tage:
   a) Hafertag (v. NOORDEN),
   b) Mehlfrüchtetag (FALTA), Suppenkost, Mehlspeisenkost, Mehlstoff-Gemüsekost, Mehlstoff-Gemüse-Rahm-Obstkost,
   c) Obsttage (Bananen, Äpfel, Erdbeeren, Sauerkirschen, Apfelsinen und anderes Obst),
   d) Reisobsttage (v. NOORDEN).
5. Milchtage.

II. Quantitative Diäten:
1. Quantitative Festsetzung von Kohlehydraten und Kalorien.
2.   ,,   ,,   ,,   Eiweiß, Kohlehydraten, Kalorien, evtl. Kochsalz, Flüssigkeit.

Arbeitsweise in der Diätküche. 121

3. Spezielle Verordnungsweisen (WOODYATT, SHAFFER und WILDER, ADLERSBERGER-PORGES).
III. Spezielle Diäten bei Komplikationen:
 1. bei Coma diabeticum,
 2. bei Fettsucht (laktovegetabil, BANTING),
 3. bei Gicht (purinarm).
IV. Rohkost.
 Diäten bei Gicht.
 1. Diagnostische Belastungstage,
 2. purinfrei, purinarm (LICHTWITZ, UMBER, V. NOORDEN),
 3. quantitative Festsetzung von Purin.
Spezielle Kostformen zur Beeinflussung verschiedener Stoffwechselstörungen oder in besonderen Fällen durch Berücksichtigung bzw. quantitative Festsetzung von:
 1. Vitaminen (Skorbut, Rachitis, Möller-Barlow, Pellagra, Beriberi),
 2. Tryptophan (Morbus-Basedow),
 3. Kalzium,
 4. Phosphor,
 5. Kalk,
 6. Magnesium,
 7. Eisen,
 8. Lezithin,
 9. Cholesterin,
 10. Oxalsäure.
Spezielle Kostformen unter Berücksichtigung der Säuren- und Basenäquivalenten
 (RAGNAR BERG).

Zur Erläuterung sei darauf hingewiesen, daß die Arbeitsleistung in den einzelnen Gruppen sowohl nach Zahl der verpflegten Kranken wie an theoretischer und praktischer Arbeit gemessen ungefähr gleich ist. Verlangt die Kochgruppe I sublimste Küchentechnik, wird in der II. Gruppe die exakte Berechnung der Speisebögen (s. unten) nach Eiweiß, Kochsalz, Kaloriengehalt usw. hervortreten, während in Gruppe III neben der Küchentechnik genaueste Berechnung der Speisen in den Vordergrund rückt.

Um eine exakte diätetische Verpflegung durchführen zu können, ist ein vorbildliches Zusammenarbeiten zwischen Krankenstationen und Diätküche unerläßlich und wird rein organisatorisch dadurch erreicht, daß eine bzw. mehrere Stoffwechselstationen je nach Zahl der Patienten mit der Diätküche eng verbunden sind. Die oberste Leitung und Verantwortung muß in den Händen des Direktors der inneren Abteilung liegen, dem ein spezialistisch vorgebildeter Arzt zur Seite steht. Das so oft gebrauchte Wort: „Die Diätküche muß für den internen Mediziner das sein, was der Operationssaal für den Chirurgen ist", wird leider bei uns noch nicht genügend gewürdigt. Denn die Zusammenstellung jeder Diät beginnt mit der Verordnung des Arztes, die möglichst genau spezifiziert sein muß. Und auch auf dem Wege bis zur Verabfolgung der Kost an den Kranken spielt der Arzt in jeder Phase die entscheidende Rolle. Soweit es der in diesem Kapitel zur Verfügung stehende Raum gestattet, wollen wir jetzt den Kreislauf, der sich im Laufe von 10—24 Stunden in einer Diätküche abspielt, erläutern.

Am Krankenbett stellt der Arzt bei der Visite die Diagnose. Hält er die Verabreichung irgendeiner Probekost oder einer besonderen, außer dem Plan der allgemeinen Kostformen liegende Beköstigung für notwendig, so wird er je nach Schwere und Art des Falles entweder eine der diagnostischen Diäten (s. Schema Eppendorf) oder bereits eine spezialisierte Kostverordnung verschreiben. Die diensttuende Schwester der Station muß also beispielsweise folgende Verordnung notieren: Pat. X. Diabetes mellitus, 40 g Eiweiß, 80 g Kohlehydrate, 30 Kalorien je Kilo Körpergewicht. Oder Pat. Y. Nephritis chronica, 40 g Eiweiß, 3 g NaCl, 1200 Flüssigkeit, 3000 Kalorien usw.[1]. Nach Beendigung der Visite gehen diese Verordnungen als schriftliche Meldung an die Leiterin der Diätküche. Diese trägt in ein Hauptjournal die getroffenen Diätverordnungen ein. Der Patient wird mit Namen und laufender Nummer der seiner Erkrankung entsprechenden Kochgruppe zugeteilt und von diesem Tage ab hier verpflegt. Der Arzt der Diätküche bespricht jetzt mit der Leiterin der Diätküche den Speisezettel jedes einzelnen Patienten, d. h. die Rohmaterialien werden zusammengestellt, die erlaubt und diejenigen, die verboten sind. Aus den Verordnungen für die einzelnen Patienten setzt sich der sogenannte tägliche „Speisebogen" zusammen. Zur Illustration seien hier als Muster drei Speisebögen der Eppendorfer Diätküche angeführt:

1. Speisebogen Kochgruppe I⎫ s. Kochgruppenpläne am
2. Speisebogen Kochgruppe II⎬ Schluß des Bandes auf den
3. Speisebogen Kochgruppe III⎭ Tafeln I—III.

Erläuterungen der Abkürzungen auf Speisebogen I: Ulk.-Tag = Ulkustag. (Maßgebend ist das Eppendorfer Ulkusschema[2].)

Erläuterung zu Speisebogen II: Kal. = Kalorien, E = Eiweiß, NaCl = Kochsalz, W = Weißbrot, Gr. = Grahambrot, L = Luftbrot, salzfr. = salzfrei, a = Zubereitungsart für allgemeine Kost, Mast- und roborierende Diät, b = für Entfettung, c = für Nierenkranke, $\frac{150}{a}$ = 150 g a-Kost, $\frac{75}{c}$ = 75 g c-Kost usw. Zahlen, wie z. B. 16,6, 12,0, 4,1 bedeuten 16,6 E, 12,0 F, 4,1 K.

Erläuterung zu Speisebogen III: Gem. = Gemüse, Vitaminr. = vita-

---

[1] Von einer Trennung zwischen tierischem und pflanzlichem Eiweiß, die bei der Verordnung eine gewisse Rolle spielen, soll hier abgesehen werden.

[2] Zur besseren Übersichtlichkeit ist in Eppendorf von EDUARD MÜLLER und RABE für die Diätküche ein besonderes Ulkusschema herausgegeben.

minreich, Sch. = Schrotbrot. Die Zahlen an der rechten Seite der Speisebögen sind in der Küche nach E, F, K, Kal., NaCl, Puringehalt errechnet.

Nehmen wir nun als Beispiel die Verordnung für einen Nierenkranken: 40 g E (500 Milch, ein Ei)[1], 3000 Kal., 1500 Flüssigkeit. Man wird also bei dieser verhältnismäßig strengen Verordnung sich von vornherein an Rohstoffe halten müssen, die geringen Eiweißwert haben, andererseits aber in Verbindung mit Kohlehydraten und Fett sättigend sind. Das Hauptgewicht ist auf die zwei Mahlzeiten mittags und abends zu legen. Danach erfolgt dann die Verteilung der Rohstoffe. Also z. B.:

Mittagessen[2]:	E	F	K	Kal.
Aprikosensuppe (150 g): 150 g Wasser, 30 g Frucht, 5 g Maizena, 10 g Zucker . . .	0,3	—	17,4	68
Pastete nach Gräfinnenart: 100 g Erbsen, 30 g holl. Soße, 30 g Fett, 1 Fallei . .	8,0	30,0	7,0	350
Kartoffelmus (250 g): 150 g Kartoffeln, 100 g Milch, 10 g Fett	5,1	18,0	57,0	455
Fruchteis: 100 g Wasser, 50 g Kirschen, 3 g Zucker.	0,2	—	10,5	42
	13,6	48,0	91,5	895
Abendessen:				
Gefüllte Tomaten mit Spinat: 50 g Tomaten, 50 g Spinat, 10 g Butter, Soße mit 30 g Fett.	0,9	33,0	2,4	322
Makkaroni: 50 g	5,5	—	35,2	170
	6,4	33,0	37,6	492
2. Frühstück:				
Milchflammeri mit Apfelscheiben: 100 g Milch, 10 g Maizena, 10 g Zucker, 100 g Äpfel, 10 g Zucker	3,1	3,5	39,8	208
Diese drei Mahlzeiten ergeben zusammen:	24,0	84,5	169	1595

Rechnet man nun für 1. Frühstück und Nachmittagskaffee 1100 Kalorien, so erhält man für 300 g Milch, 150 g Brot, 40 g Butter, 60 g Marmelade an Werten: 18 E, 45 F, 140 K. Die restlichen 300 Kal. können z. B. in Tischwein oder evtl. noch in geringen Fettzugaben untergebracht werden.

Diese exakte Berechnung der Speisebögen wird natürlich im Anfang gewisse Schwierigkeiten bieten, da verschiedene zahlenmäßige Angaben des Arztes praktisch vereinigt werden müssen. Aber sie ist notwendig, da bei den quantitativen Diätverordnungen anderenfalls jede Kontrolle fehlen würde. Denn das Wesen der Diätküche ist nicht nur die qualitativ bessere Kost auf Grund

---

[1] Diese Angabe bezieht sich auf das erlaubte tierische Eiweiß und muß auf jeden Fall eingehalten werden.
[2] Wenn im Speisebogen nicht besonders vermerkt, beziehen sich die Berechnungen unter dem Strich auf 100 g Rohgewicht.

gewissenhafter Küchentechnik, sondern eine Krankennormalkost unter Vermeidung von Unter- bzw. Überernährung und mit Ausschaltung aller schädlichen Speisen. Ein weiterer Vorteil für den Kranken besteht darin, daß er weiß, welche Quantitäten er essen darf, wenn er aus dem Krankenhaus entlassen wird. Durch allgemeinverständliche Äquivalententabellen, die ihm beim Verlassen der Stoffwechselstation übergeben werden können, wird man ihm, soweit wie irgend möglich, seine weitere diätetische Versorgung im Hause erleichtern. Es sei hier kurz darauf hingewiesen, daß die in Berlin zu errichtenden Diabetiker-Fürsorgestellen ähnliche Zwecke verfolgen.

Was die Errechnung der einzelnen Diäten betrifft, so sind in verschiedenen Diätküchen Deutschlands erhebliche Abweichungen von der eben angeführten Arbeitsweise zu verzeichnen. So werden beispielsweise sogenannte Standarddiäten in den einzelnen Kochgruppen aufgestellt, zu denen je nach Bedarf Zusätze gegeben werden können. Ein derartiges System hat natürlich große Nachteile. Jede Extraverordnung bzw. Beigabe verteuert erfahrungsgemäß die Ernährung und, was noch wichtiger ist: die Forderung individuell zu kochen, tritt völlig in den Hintergrund. Es wird sich dann nicht vermeiden lassen, Massenkost zu verabfolgen, denn je größer der Kochtopf, um so schlechter die Zubereitung. Eine derartige Kost würde eine gut geleitete Krankenhausgroßküche als Standarddiät liefern können.

Über das Für und Wider einer derartig genauen Kostberechnung, wie oben angeführt, läßt sich vom rein wissenschaftlichen Standpunkte aus streiten. Zu derartigen Erörterungen ist hier aber nicht der Platz. Wir müssen bedenken, daß wir durch die rein zahlenmäßige Darstellung der Ernährung dem gesamten Küchenpersonal die Arbeit wesentlich erleichtern und vor allem verständlich machen. Sehen die Angestellten, wie bereits in der Theorie der Versuch gemacht wird, genaue Werte zu erhalten, so werden sie in der Praxis nach den gleichen Grundsätzen arbeiten.

Wir wollen nun noch kurz den Kreislauf der Arbeitsweise in der Diätküche fortsetzen.

Nach Errechnung der einzelnen Diäten und Sonderung in den verschiedenen Kochgruppen werden die Speisebögen täglich vom Arzt kontrolliert und gegengezeichnet. Damit übernimmt er die Verantwortung für die Arbeit der Küche. Nach Beendigung des Kochprozesses erhält der Patient die Portion der einzelnen Mahlzeiten zugewogen. Hierbei sind verschiedene Punkte zu berücksichtigen, die für die Beköstigung der Kranken wesentlich sind. Die Speisen müssen bis zur Einnahme der Mahlzeit warm bleiben und nicht eventuell durch Umfüllen in andere Gefäße bzw. nochmaliges Aufwärmen minderwertig werden. Dies wird am besten dadurch erreicht, daß man für jeden Patienten Einzelmenagen zur Verfügung hat, aus denen die Mahlzeiten direkt genossen werden können. Derartige Menagen sind in verschiedenen Diätküchen in Gebrauch und haben u. a. den Vorzug der Billigkeit. Sie bestehen aus längsovalen Gefäßen, einem

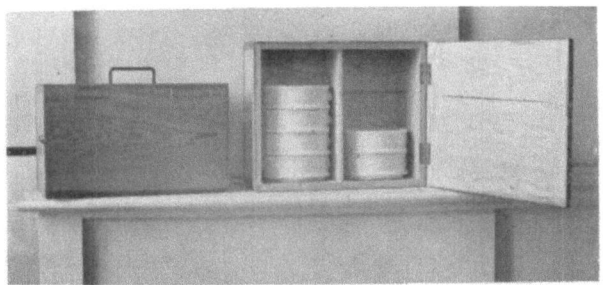

Abb. 10. Menagenständer.

größeren für Suppe (Preis 1,68 M.) und 3—4 kleineren für Fleisch, Gemüse, Kompott, Nachspeise (Preis 1,45 M.). Der Inhalt beträgt 850 bzw. 700 g. Als Menagenständer sind viereckige Holzkästen in Gebrauch, die der Form der Gefäße angepaßt sind (s. Abb. 10). Sie schützen die Speisen vor Abkühlung. Ein Servieren kommt auf der Krankenstation in Fortfall, weil jeder Kranke die mit seinem Namen versehene Menage erhält. Im Rudolf-Virchow-Krankenhaus wird eine besondere Menage verwendet, die durch ihre Konstruktion besondere Vorteile bietet, denn die Speisen können in ihr ca. 2 Stunden warm gehalten werden, und die verschiedenen Gerichte können direkt aus den einzelnen Menageteilen vom Kranken genossen werden (s. Abb. 11). Die Menagenhüllen sind doppelwandig mit einer isolierenden Luftschicht. Der Preis beträgt ca. 25.— RM.

Mit der Beendigung des Kochprozesses und der Verteilung der Mahlzeiten ist die eigentliche Arbeit der Diätküche beendet. Es würde über den Rahmen dieses Kapitels hinausgehen, sollte hier noch die Arbeitsweise auf einer entsprechenden Stoffwechselstation erörtert werden. Es sei nur kurz gesagt, daß die Stationsarbeit die Kontrolle für die Küche ist und umgekehrt, d. h. es werden im Stoffwechsellaboratorium exakte Untersuchungen von Stuhl,

Urin, Blut usw. auf Zucker, Eiweiß, Azeton, Ammoniak, Kochsalz und anderes vorgenommen und auf Station das Ergebnis von diätetischer Ernährung und Laboratoriumsuntersuchung in besonderen Stoffwechselkurven graphisch dargestellt. Man sieht also, wie innig verknüpft und notwendig die Zusammenarbeit von Diätküche, Stoffwechsellaboratorium und -stationen ist, und daß eine gedeihliche Arbeit nur möglich ist, wenn die Leitung in den Händen

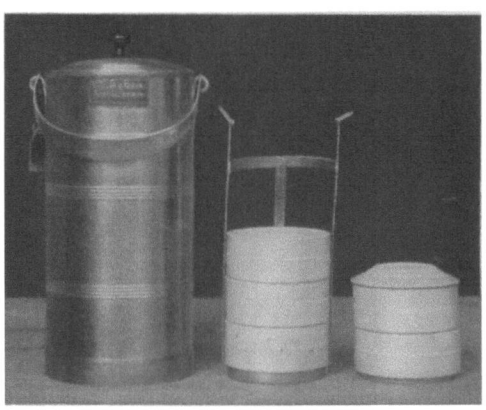

Abb. 11. Menagenständer.

von Ärzten ist, die in allen ausführlich hier besprochenen Fragen der Ernährung und Krankenbeköstigung theoretisch und praktisch genügend vorgebildet sind. Tatsächlich ist die Zahl derer vorläufig noch eine sehr beschränkte. Es ist dringend notwendig, daß in Zukunft bei der Ausbildung junger Mediziner auf diesen Gegenstand ebensoviel Wert gelegt wird, wie auf den Unterricht in der Verabreichung pharmazeutischer Präparate.

V. Wirtschaftlichkeit.

Es handelt sich hier nicht darum, die Rentabilität von Diätküchen im allgemeinen zu beweisen und daraus eine Berechtigung für ihre Errichtung herzuleiten. Es kann nicht oft genug betont werden, daß eine Diätküche ebenso ein therapeutisches Institut wie beispielsweise ein Badehaus (Hydrotherapie) in jedem größeren Krankenhaus ist. Wir machen im Krankenhaus ja auch eine derartige Kur nicht von den Kosten abhängig, sondern richten uns nach den ärztlichen Anordnungen bzw. der Notwendigkeit derartiger Behandlungsmethoden. Daß alle Diätküchen Deutschlands wesentlich billiger als bisher die Krankenhausgroßküchen arbeiten, ist ein sehr beachtenswerter finanzieller Vorteil.

Mit Genehmigung von Herrn Prof. LICHTWITZ-Altona sei hier eine Kostenaufstellung für Rohmaterialien für Diabetikerverpflegung angeführt, wie sie die Allgemeinküche 1926/27 aufgestellt hat. (Tabelle Altona.)

Durchschnittskostenberechnung
für 3 Diabetikerkost in einem Zeitraum von 7 Tagen.
1. Tag.

	à	im einzelnen	im ganzen
1. Kranker: 100 g Butter	4,10	0,41	
120 g Speck	2,40	0,29	
120 g Rahm	0,74	0,09	
50 g Schinken		0,23	
1 Liter Bohnenkaffee		0,25	
180 g Fleisch plus 100%	1,80	0,65	
2 Eier	0,14	0,28	2,20
400 g Rosenkohl in Salzwasser gekocht plus 50%	1,20	0,72	
300 g Spinat als Suppe	0,70	0,23	
½ Liter Fleischbrühe	0,40	0,20	
200 g Endivien, sauer plus 100%	0,50	0,20	
400 g Schnittbohnen in Salzwasser	1,12	0,45	
300 g Tomaten plus 50%	1,20	0,54	
Zutaten		0,25	2,59
Sa.			4,79
2. Kranker: 100 g Butter	4,10	0,41	
120 g Speck	2,40	0,29	
250 g Rahm	0,74	0,18	
2 Eier	0,14	0,28	
1 Liter Kaffee		0,25	
180 g Fleisch plus 100%	1,80	0,65	2,06
Gemüse wie oben			2,59
Sa.			4,65
3. Kranker: 100 g Butter	4,10	0,41	
120 g Speck	2,40	0,29	
150 g Rahm	0,74	0,11	
1 Liter Bohnenkaffee		0,25	
2 Eier	0,14	0,28	1,34
Gemüse wie vorstehend			2,59
Sa.			3,93

2. Tag.

	à	im einzelnen	im ganzen
1. Kranker: 100 g Butter			
120 g Speck			
120 g Rahm			
50 g Schinken			2,20
1 Liter Bohnenkaffee			
2 Eier			
180 g Fleisch			
400 g Blumenkohl in Salzwasser gekocht — 2 Köpfe	0,70	1,40	
300 g Pfifferlinge als Suppe	1,45	0,44	
½ Liter Fleischbrühe	0,40	0,20	
300 g Spargel als Salat	1,60	0,48	
300 g Melonen, roh plus 50%	0,80	0,36	
300 g Brechbohnen in Salzwasser gekocht	1,20	0,36	
Zutaten		0,25	3,49
Sa.			5,69
2. Kranker: 100 g Butter			
120 g Speck			
250 g Rahm			2,06
180 g Fleisch			
1 Liter Bohnenkaffee			
2 Eier			
Gemüse wie vorstehend			3,49
Sa.			5,55
3. Kranker: 100 g Butter	4,10	0,41	
120 g Speck	2,40	0,29	
150 g Rahm	0,74	0,11	
1 Liter Bohnenkaffe		0,25	
2 Eier	0,14	0,28	
120 g Fleisch plus 100%	1,80	0,43	1,77
Gemüse wie vorstehend			3,49
Sa.			5,26

Wirtschaftlichkeit.

3. Tag.

	à	im einzelnen	im ganzen
1. Kranker: 100 g Butter			
120 g Speck			
120 g Rahm			
50 g Schinken			2,20
1 Liter Kaffee			
2 Eier			
180 g Fleisch			
400 g Pfifferlinge in Salzwasser gekocht	1,45	0,58	
400 g Spinat	0,70	0,28	
400 g Wirsingkohl plus 100%	0,15	0,12	
½ Liter Fleischbrühe	0,40	0,20	
400 g Rosenkohl, geschmort plus 50%	1,20	0,96	
300 g Gurken, roh	1,18	0,35	
Zutaten		0,25	2,74
Sa.			4,94
2. Kranker: 100 g Butter			
120 g Speck			
250 g Rahm			
180 g Fleisch			2,06
1 Liter Bohnenkaffee			
2 Eier			
Gemüse wie vorstehend			2,74
Sa.			4,80
3. Kranker: 100 g Butter			
120 g Speck			
2 Eier			
150 g Rahm			1,77
1 Liter Kaffee			
120 g Fleisch			
Gemüse wie vorstehend			2,74
Sa.			4,51

4. Tag.

	à	im einzelnen	im ganzen
1. Kranker: 100 g Butter			⎫
120 g Speck			
120 g Rahm			
50 g Schinken			2,20
180 g Fleisch			
2 Eier			
1 Liter Kaffee			⎭
300 g Blumenkohl an Suppe, 1½ Kopf	0,70	1,05	
½ Liter Fleischbrühe	0,40	0,20	
400 g Rotkohl in Salzwasser gekocht plus 100%	0,18	0,14	
400 g Spargel mit Mayonnaise . . .	1,60	0,64	
400 g Kürbis, geschmort plus 50% .	0,20	0,12	
300 g Tomaten, roh	1,20	0,36	
Zutaten		0,35	2,86
Sa.			5,06
2. Kranker: 100 g Butter			⎫
120 g Speck			
250 g Rahm			2,06
180 g Fleisch			
1 Liter Kaffee			
2 Eier			⎭
Gemüse wie vorstehend . . .			2,86
Sa.			4,92
3. Kranker: 100 g Butter			⎫
120 g Speck			
150 g Rahm			1,77
1 Liter Kaffee			
2 Eier			
180 g Fleisch			⎭
Gemüse wie vorstehend . . .			2,86
Sa.			4,63

Wirtschaftlichkeit. 131

5. Tag.

	à	im einzelnen	im ganzen
1. Kranker: 100 g Butter			
120 g Speck			
120 g Rahm			
50 g Schinken			2,20
1 Liter Kaffee			
2 Eier			
180 g Fleisch			
400 g Brechbohnen in Salzwasser gekocht	1,20	0,48	
400 g Sauerkohl plus 25%	0,18	0,09	
300 g Tomaten an Suppe plus 50%	1,20	0,54	
½ Liter Fleischbrühe		0,20	
400 g Gurken, geschmort plus 50	1,80	1,08	
200 g Kopfsalat, 2 Köpfe	0,25	0,50	
Zutaten		0,25	3,14
Sa.			5,34

	à	im einzelnen	im ganzen
2. Kranker: 100 g Butter			
120 g Speck			
250 g Rahm			2,06
180 g Fleisch			
1 Liter Kaffee			
2 Eier			
Gemüse wie vorstehend			3,14
Sa.			5,20

	à	im einzelnen	im ganzen
3. Kranker: 80 g Butter	4,10	0,33	
100 g Speck	2,40	0,24	
150 g Rahm	0,74	0,11	
120 g Fleisch		0,43	
1 Liter Kaffee		0,25	
2 Eier	0,14	0,28	1,64
Gemüse wie vorstehend			3,14
Sa.			4,78

9*

6. Tag.

	à	im einzelnen	im ganzen
1. Kranker: 100 g Butter			⎫
120 g Speck			⎪
120 g Rahm			⎪
50 g Schinken			⎬ 2,20
1 Liter Kaffee			⎪
2 Eier			⎪
180 g Fleisch			⎭
400 g Grünkohl in Salzwasser gekocht	0,75	0,30	
400 g Steinpilze	3,60	1,44	
300 g Kürbis als Suppe plus 50%	0,20	0,09	
½ Liter Fleischbrühe		0,20	
400 g Tomaten, geschmort plus 50%	1,20	0,72	
300 g Melonen, roh plus 50%	0,80	0,36	
Zutaten		0,25	3,36
Sa.			5,56

2. Kranker: 100 g Butter			⎫
120 g Speck			⎪
250 g Rahm			⎪
180 g Fleisch			⎬ 2,06
2 Eier			⎪
1 Liter Kaffee			⎭
Gemüse wie vorstehend			3,36
Sa.			5,42

3. Kranker: 80 g Butter			⎫
100 g Speck			⎪
150 g Rahm			⎪
120 g Fleisch			⎬ 1,64
2 Eier			⎪
1 Liter Kaffee			⎭
Gemüse wie vorstehend			3,36
Sa.			5,00

Wirtschaftlichkeit. 133

7. Tag.

	à	im einzelnen	im ganzen
1. Kranker: 100 g Butter			
120 g Speck			
120 g Rahm			
50 g Schinken			2,20
1 Liter Kaffee			
2 Eier			
180 g Fleisch			
400 g Weißkohl in Salzwasser gekocht plus 100%	0,12	0,10	
400 g Spargel mit Mayonnaise	1,60	0,64	
300 g Tomaten als Suppe plus 50%	1,20	0,72	
½ Liter Fleischbrühe		0,20	
400 g Blumenkohl, 1½ Kopf	0,70	1,05	
300 g Gurken, roh plus 50%	1,80	0,81	
Zutaten		0,35	3,87
Sa.			6,07

	à	im einzelnen	im ganzen
2. Kranker: 100 g Butter			
120 g Speck			
250 g Rahm			
180 g Fleisch			2,06
1 Liter Kaffee			
2 Eier			
Gemüse wie vorstehend			3,87
Sa.			5,93

	à	im einzelnen	im ganzen
3. Kranker: 80 g Butter			
100 g Speck			
150 g Rahm			
120 g Fleisch			1,64
1 Liter Kaffee			
2 Eier			
Gemüse wie vorstehend			3,87
Sa.			5,51

Diabetiker-Kost.
Zusammenstellung.

	1. Kranker M.	2. Kranker M.	3. Kranker M.	Summe M.
1. Tag	4,79	4,65	3,93	13,37
2. ,, ...	5,69	5,55	5,26	16,50
3. ,, ...	4,94	4,80	4,51	14,25
4. ,, ...	5,06	4,92	4,63	14,61
5. ,, ...	5,34	5,20	4,78	15,32
6. ,, ...	5,56	5,42	5,00	15,98
7. ,, ...	6,07	5,93	5,51	17,51
	37,45	36,47	33,62	107,54
durchschnittliche Kosten je Tag	5,35	5,21	4,80	5,12

In folgendem kurz eine Rohkostenberechnung aus der Medizinischen Klinik Kiel mit Genehmigung von Herrn Prof. BÜRGER. Es wird darauf hingewiesen, daß sich die Kosten in der Zwischenzeit etwas geändert haben. Dies ist jedoch hier völlig belanglos, da wir nur Kostenberechnungen aus den gleichen Jahren (1926/27) anführen, um auch exakte Vergleiche zu haben (Tabelle Kiel).

Medizinische Klinik, Kiel.

Unter Zugrundelegung der in der Klinik üblichen Diätzusammenstellung berechnen sich die Selbstkosten für Verpflegung eines Zuckerkranken für den Tag folgendermaßen:
Hafertag 1.08 M., Faltatag 1.08 M., Gemüsetag 5.86 M., Strenge Diät 6.28 M. Hafer- und Faltatage werden in bestimmter Weise unterbrochen durch Gemüsetage, so daß finanziell letztere stark ins Gewicht fallen. Auch die sogenannte strenge Diät kommt sehr häufig zur Anwendung.

Wie vorstehende Ausführungen aus Kiel zeigen, liegen die Kosten für Diabetiker noch höher als in Hamburg-Altona. Das mag z. T. auch an der Preisgestaltung für Rohmaterialien in den verschiedenen Gegenden Deutschlands liegen.

Im Gegensatz hierzu seien die Rohmaterialkosten für Diabetikerverpflegung angeführt, wie sie in der Diätküche in Eppendorf im Monat Juli 1927 errechnet wurden (Tab. Eppendorf mit Genehmigung von Herrn Prof. BRAUER.)

Wirtschaftlichkeit.

Datum	Zucker Pat.-Zahl	Zucker Gesamtpreis	Zucker Einzelpreis	Magen Pat.-Zahl	Magen Gesamtpreis	Magen Einzelpreis	Mast Pat.-Zahl	Mast Gesamtpreis	Mast Einzelpreis	Entfettung Pat.-Zahl	Entfettung Gesamtpreis	Entfettung Einzelpreis	Herz u. Nieren Pat.-Zahl	Herz u. Nieren Gesamtpreis	Herz u. Nieren Einzelpreis
1.	25	35,69	1,42	26	43,60	1,67	26	44,26	1,77	1	1,71	1,71	4	9,71	2,42
2.	26	49,51	1,90	24	41,86	1,74	26	34,50	1,71	1	1,91	1,91	4	7,80	1,77
3.	30	46,04	1,80	25	53,43	2,14	25	43,23	1,71	1	2,54	2,54	4	9,30	2,32
4.	29	60,92	2,10	25	39,41	1,57	25	39,30	1,57	1	2,91	2,91	4	8,42	2,10
5.	29	57,76	1,99	25	43,16	1,72	25	42,06	1,68	1	1,61	1,61	4	8,82	2,20
6.	31	62,19	2,01	21	43,93	1,75	21	53,86	2,56	2	2,17	1,08	4	10,02	2,50
7.	31	63,37	2,04	25	47,26	1,89	21	43,27	2,06	3	2,71	0,90	4	10,52	2,63
8.	34	51,98	1,71	22	47,12	2,14	21	37,83	1,81	3	4,03	1,34	4	10,75	2,69
9.	33	55,61	1,68	23	40,31	1,75	21	39,73	1,87	1	3,19	3,19	4	7,91	1,98
10.	33	80,54	2,44	23	31,74	1,38	20	51,64	2,58	1	3,53	3,53	4	13,60	1,40
11.	33	51,51	1,56	22	43,89	1,99	20	39,45	1,97	1	2,63	2,63	4	12,33	3,08
12.	32	70,50	2,19	21	45,35	2,16	20	37,88	1,89	1	2,43	2,43	4	10,05	2,51
13.	30	52,23	1,72	19	39,56	2,08	20	38,95	1,94	1	2,15	2,15	4	8,15	2,04
14.	30	47,42	1,58	19	39,12	2,05	21	42,70	2,03	1	0,18	0,18	4	12,38	3,09
15.	29	64,84	2,23	19	38,49	2,02	21	39,38	1,87	1	0,18	0,18	4	13,50	3,37
16.	29	62,92	2,16	19	38,16	2,—	21	41,30	1,98	1	2,01	2,01	4	11,76	2,94
17.	27	72,75	2,69	17	35,55	2,09	21	44,72	2,13	1	2,07	2,07	4	12,61	3,15
18.	26	57,28	2,20	17	39,34	2,31	21	37,32	1,78	1	2,53	2,53	4	9,22	2,30
19.	27	56,54	2,09	17	41,60	2,45	29	52,70	1,82				4	13,37	3,34
20.	27	38,01	1,41	18	40,86	2,27	29	45,83	1,58				4	7,50	1,88
21.	24	49,57	2,06	19	53,31	2,80	29	41,54	1,43				4	10,85	2,71
22.	23	50,84	2,21	19	37,08	1,95	29	37,19	1,28				4	10,93	2,74
23.	23	44,63	1,94	19	45,14	2,38	29	46,28	1,59				4	13,67	3,42
24.	22	63,03	2,86	19	39,79	2,09	27	59,40	2,20				4	9,14	2,28
25.	21	35,51	1,69	19	36,88	1,94	27	39,26	1,53				4	10,38	2,59
26.	22	57,66	2,62	19	45,83	2,41	27	51,20	1,90				4	11,67	2,92
27.	27	39,08	1,45	21	33,38	1,59	21	32,88	1,57				4	8,77	2,19
28.	27	71,13	2,63	20	45,44	2,27	21	39,65	1,89				4	13,44	3,36
29.	27	61,59	2,28	21	37,66	1,79	26	51,05	1,96				3	9,32	3,10
30.	27	66,66	2,47	20	45,70	2,28	26	57,16	2,20				3	13,65	4,55
31.	27	64,86	2,44	16	44,42	2,78	26	50,11	1,93				3	10,80	3,60
	861	1743,17		639	1298,38		742	1355,93		23	40,49		121	330,34	

	Verpflegungstage	Gesamtpreis	Durchschnittspreise f. d. Verpflegungstag
Zucker	861	M. 1743,17	M. 2,02
Magen	639	„ 1298,38	„ 2,03
Mast	742	„ 1355,93	„ 1,83
Entfettung	23	„ 40,49	„ 1,76
Herz und Nieren . .	121	„ 330,34	„ 2,73
Zusammen;	2386	M. 4768,31	

Gesamtdurchschnittspreis für den Verpflegungstag M. 2,—

Monat	Kochgruppe III. Zucker			Kochgruppe I. Magen			Kochgruppe II. Mast und andere individuelle Kost			Kochgruppe II. Herz — Nieren			Entfettung		
	Anzahl der Verpflegungstage	Gesamtausgaben M.	Durchschnittspreis für den Verpflegungstag M.	Anzahl der Verpflegungstage	Gesamtausgaben M.	Durchschnittspreis für den Verpflegungstag M.	Anzahl der Verpflegungstage	Gesamtausgaben M.	Durchschnittspreis für den Verpflegungstag M.	Anzahl der Verpflegungstage	Gesamtausgaben M.	Durchschnittspreis für den Verpflegungstag M.	Anzahl der Verpflegungstage	Gesamtausgaben M.	Durchschnittspreis für den Verpflegungstag M.
1927															
Juni......	482	941,01	1,95	512	837,17	1,64	475	734,37	1,55	104	183,80	1,77	28	58,56	2,09
Juli......	861	1743,17	2,02	639	1298,38	2,03	742	1355,93	1,83	121	330,34	2,73	23	40,49	1,76
August ..	954	1938,28	2,03	493	1035,39	2,10	814	1759,16	2,16	122	335,62	2,75	55	93,32	1,70
Septemb.	687	1554,47	2,26	539	1121,10	2,08	735	1458,85	1,98	151	327,55	2,18	115	148,03	1,29
Oktober .	646	1607,24	2,49	402	999,20	2,49	771	1358,32	1,76	248	505,99	2,04	139	239,29	1,72
Novemb.	726	1534,96	2,11	446	1073,53	2,41	762	1367,41	1,79	260	560,19	2,15	126	213,33	1,69
Dezember	798	1678,49	2,10	507	1072,96	2,12	607	1004,04	1,65	192	409,56	2,13	108	226,99	2,10
1928															
Januar ..	787	1777,31	2,26	852	1497,10	1,76	774	1334,16	1,72	213	404,71	1,90	106	247,45	2,33
Februar..	807	1788,93	2,22	803	1670,12	2,08	944	1621,30	1,72	219	444,50	2,03	178	289,98	1,63
März.....	714	1682,07	2,36	746	1600,43	2,14	1023	1760,39	1,72	223	401,92	1,80	109	207,50	1,90
April	582	1254,50	2,16	658	1321,03	2,01	647	1330,02	2,06	143	356,69	2,49	82	164,16	2,00
Mai	711	1388,89	1,95	605	1262,08	2,09	835	1559,49	1,87	83	235,21	2,83	62	147,49	2,38

Wirtschaftlichkeit.

Jahreszusammenstellung vom Juni 1927 bis einschließlich Mai 1928.

	Anzahl der Verpflegungstage	Gesamtausgaben	Durchschnittspreis f. d. Verpflegungstag
Zucker	8732	18889,32 M.	2,16 M.
Magen	7202	14788,49 „	2,05 „
Mast und andere individuelle Kost	9129	16643,40 „	1,82 „
Herz — Nieren	2079	4496,08 „	2,16 „
Entfettung	1131	2076,59 „	1,84 „
zusammen	28273	56893,88 M.	

Jahres-Gesamtdurchschnittspreis für den Verpflegungstag: 2,01 M.

Es folgt nun eine Berechnung für alle aus derselben Diätküche gelieferten Diäten nach den einzelnen Kochgruppen geordnet (mit den Monaten Januar-Mai 1928). Es wurde ein Jahresdurchschnitt von 2.01 M. errechnet (Tabelle).

Als Beispiel eines Verpflegungstages seien weiterhin die Kosten für Rohmaterialien für einen Diabetiker angeführt. Die ärztliche Verordnung lautet 30t. E., 100 K., starker Esser. Die Aufstellung erfolgte nach den Jahresdurchschnittspreisen, die die Ökonomie des Eppendorfer Krankenhauses der Diätküche in Rechnung stellte, in der zweiten Spalte sind die Preise nach den vom Hamburger Statistischen Amt aufgestellten Jahresdurchschnittspreisen im Kleinhandel zusammengestellt (siehe Tabelle S. 138).

Vergleichen wir die Altonaer Berechnung mit der zuletzt angeführten Aufstellung, so fallen zwei erhebliche Unterschiede auf den ersten Blick auf: erstens die Preisdifferenz und zweitens der Unterschied in den verbrauchten Rohstoffmengen. Dies ist aber im Grunde genommen dasselbe, denn je weniger Rohmaterial, desto geringer der Preis. Man wird sich mit Recht fragen, wie denn ein Diabetiker satt werden kann, wenn er diese für bisherige Verhältnisse geringe Menge an Nahrungsmitteln zu sich nimmt. Die Lösung des Rätsels liegt in der so gänzlich vernachlässigten Küchentechnik. Es würde hier zu weit führen und den Rahmen dieses Kapitels überschreiten, wollten wir hier Erörterungen über Küchentechnik geben. Es sei hier auf das Kapitel:

Diagnose: Diabetes   Name: Eduard Müller   Alter: 35 J.
Diätvorschrift: 30 t. E. — 100 K.   starker Esser

		Ei-weiß	Fett	Kohle-hydr.	1) M.	2) M.	Kal.
1. Früh-stück:	200 g Bohnenkaffee (15 g gem. K.-bohnen) . .	—	—	—	—,08	—,09	—
	20 g Milch	0,6	0,7	0,9	—,004	—,005	13
	40 ,, Grahambrot . . .	2,4	0,2	17,6	—,002	—,02	84
	20 ,, gute Butter . . .	—	16,0	—	—,078	—,08	149
	50 ,, fetten Speck . . .	—	35,0	—	—,115	—,135	326
2. Früh-stück:	400 ,, Spinat (frisch 1000g)	6,0	—	6,0	—,60	—,67	48
	40 ,, Kochbutter . . .	—	32,0	—	—,052	—,06	298
	1 Ei	5,5	5,0	—	—,113	—,12	75
Mittag-essen:	Aprikosensuppe: 20 g getrock. Aprikosen 200 ,, Wasser, 1 Bl. Gela-tine, Sacch.	0,6	—	10,8	—,05	—,065	47
	100 ,, Schellfisch, gebraten 10 ,, Kochbutter . . .	16,0	8,0	—	—,143	—,14	139
	400 ,, Blumenkohl (frisch 500 g)	8,0	—	16,0	—,40	—,42	100
	40 ,, Kochbutter . . .	—	32,0	—	—,052	—,06	298
	Apfelsinenkrem: ¼ Ei, 20 g 10% ige Sahne, 30 g Apfelsine . . .	2,3	3,3	4,9	—,081	—,10	62
Nach-mittag:	200 g Bohnenkaffee (15 g gem. K.-bohnen) . .	—	—	—	—,08	—,09	—
	20 g Milch	0,6	0,7	0,9	—,004	—,005	13
	20 ,, Grahambrot . . .	1,2	0,1	8,8	—,001	—,01	42
	20 ,, gute Butter . . .	—	16,0	—	—,078	—,08	149
Abend-brot:	400 ,, Tomaten als Salat	2,0	—	14,0	—,20	—,48	64
	40 ,, Öl, Saft ½ Zitrone Salz	—	40,0	2,4	—,082	—,11	382
	40 ,, Grahambrot . . .	2,4	0,2	17,6	—,002	—,02	84
	20 ,, gute Butter . . .	—	16,0	—	—,078	—,08	149
	30 ,, Kalbsbraten als Auf-schnitt	5,7	0,8	—	—,12	—,15	32
	200 ,, Tee (1 gr. Teeblätter)	—	—	—	—,007	—,01	—
	Insgesamt:	53,3	206,0	99,9	2,422	3,—	2554
	t. E. 30,5						

[1] Ungefähre Jahresdurchschnittspreise, wie sie der Diätküche des Eppendorfer Krankenhauses von der großen Ökonomie in Rechnung gestellt werden.

[2] Hamburger Kleinhandelspreise im Jahresdurchschnitt September 1926 bis August 1927.

„Die Nahrungsmittel in der Diätlehre" verwiesen. Weiterhin ist zu berücksichtigen, daß jeder Kranke nur soviel zugewogen erhält, als er auch wirklich essen kann. Gerade durch die oben betonte engste Zusammenarbeit zwischen Küche und Station ist es möglich, Übrigbleiben von Speisen zu vermeiden.

Als Beispiel für die Wirtschaftlichkeit der Diätküche ist hier nur die Diabetikerverpflegung angeführt worden. Gerade sie ist in jedem Krankenhause die teuerste Verpflegungsart, während andere spezielle Diäten sich wesentlich billiger stellen. Auch da vermag die Diätküche bei besserer Leistung zum wenigsten nicht teurer zu arbeiten. Nehmen wir aber trotzdem an, daß diese Preisverringerung nur für die Kost der Diabetiker zutreffend wäre, so würde man bei einer Berechnung der Rohmaterialkosten (von 2.50—2.75 M.) — dieser Satz ist absichtlich hoch gegriffen — gegenüber einem Durchschnittsatz von 4.75 M. aus der Hauptküche (im allgemeinen liegt der Preis sogar in Höhe von 5 M.) bereits je Tagesdiät 2 M. ersparen. Die durchschnittliche Belegzahl der Diabetiker im Rudolf-Virchow-Krankenhaus beläuft sich auf 40 Patienten. Wir würden also eine Ersparnis von 80 M. je Tag, d. h. 2400 M. je Monat haben.

Um diese Ersparnisse zu erreichen, wird man — dies ist in dem Kapitel „Küchenpersonal" ausführlich behandelt — nur wirklich gut vorgebildete Kräfte in der Diätküche verwenden dürfen. Diese Bedingung ergibt sich ja von selbst aus dem Wesen und der wissenschaftlichen Grundlage einer derartigen Küche. Mit einem in dieser angegebenen Weise ausgebildeten Personal wird man erst die Möglichkeit schaffen können, einen solchen Betrieb wirtschaftlicher zu gestalten. Auch bei vermehrten Personalkosten werden sich noch immer finanzielle Vorteile gegenüber dem bisherigen System ergeben.

Sachverzeichnis.

Albumine 7.
Aminosäuren 6.
Anämie, Leberdiät bei perniziöser 95.
Arbeitsweisen in der Diätküche 118.
Arrow-root 39.
Ausnutzung der Nahrung 24.

Bantingsche Entfettungskur 91.
Basenionen 8.
Basenüberschuß, Nahrungsmittel mit 8.
Bedeutung der Diätküche 99.
Beri-Beri 10.
BORNTRÄGER-SCHALL, Beispiel einer Mastkur 93.
Brot 40.
BRUGSCH, Diätschema 65.
Butter 34.
Buttermilch 35.

Calcium 8.

Darmkrankheiten mit Durchfällen, Diät 69.
Dauerwaren aus Fleisch und Fischen 29.
Dextrose 4.
Diät bei Darmkrankheiten mit Durchfällen 69.
— bei Erkrankungen der Nieren und Kreislauforgane 83, 119.
— bei Fäulnisdyspepsie 69.
— bei Fettsucht 71, 89, 120.
— bei Gicht 81, 121.
— kochsalzarme 84.
— bei Magen- und Darmerkrankungen 61, 119.
— bei Magenabsonderung, gesteigerter und verminderter 63.
— bei Magen- und Zwölffingerdarmgeschwür 64.
— bei Magerkeit (Überernährung) 92.
— bei fehlender oder verminderter Salzsäureabsonderung 62.
— bei Verstopfung, chronischer habitueller 73.
— — bei spastischer 73.

Diätkostformen 61, 100.
— bei Zuckerkrankheit 74.
Diätküche 99ff.
— Arbeitsweisen 118.
— Bedeutung 99.
— Einrichtung 102.
— in Hamburg-Barmbeck 103.
— in Hamburg-Eppendorf 104.
— Inventar 110.
— Kochgruppensystem I—III 119.
— Küchenpersonal 113.
— Neubau 107.
— im Virchow-Krankenhaus Berlin 107.
— Wirtschaftlichkeit 126.
Diätschema nach BRUGSCH 65.
Disaccharide 4.
Doppelzucker 4.
Dörrobst 45.

Eier 35.
Einrichtung von Diätküchen 102.
Eisen 8.
Eiweißbedarf 17.
Eiweißkarenztage bei eiweißarmen Kostformen 85.
Eiweißmaximum und -minimum 18.
Eiweißmilch 34.
Eiweißverbindungen 3, 6.
Entfettungsdiät nach RICHTER 91.
— nach BANTING 91.
Entfettungstabelle nach UMBER 90.
Ergosterin 11.
Erhaltungskost des Organismus 16.
Ernährung und Verdauung 21.
— von Tuberkulösen, kochsalzarme Kost 94, 120.

Faltasche Mehlfruchtkost 80.
Fäulnisdyspepsie, Diät bei 69.
Fette als Nährstoffe 3, 5.
— Nährwert 37.
Fettsucht, Diät 89, 120.
Fettträger, Gemüse als 102.
Fische als Nahrungsmittel 29.
— Nährwert bei Trocknen 29.

Sachverzeichnis.

Fleisch als Nahrungsmittel 27.
— Braten und Rösten 28.
— Kochen von 27.
— Nährwert der inneren Organe 28.
Fleischerzeugnisse 30.
Fleischkonserven 29.
Fruchtzucker 4.
Fructose 4.

Gärungsdyspepsie, Diät 71.
Gefrierfleisch 29.
Gemüse als Fettträger 102.
— Nährwert 43.
Gemüsedauerwaren 43.
Gemüsefettkost, Petrensche 79.
Gemüsetag 79.
Genußmittel, alkaloidhaltige 47.
— alkoholhaltige 48.
Gerson-Sauerbruchsche Diät bei Tuberkuloseerkrankungen 93, 120.
Gerste 39.
Getreide 37.
Gewürze 46.
Gicht, Diät bei 81, 121.
Globuline 7.
Glukose 4.
Grünkerne 39.
Grundumsatz 14.

Hafer(flocken) 39.
Hafertage 79.
Hitze, Einfluß auf den Nährwert 29.
Hülsenfrüchte 44.

Innere Organe 28.
Inventar einer Diätküche 110.

Joghurt 32.

Kaffee 47.
Kakao 47.
Kalk 8.
Kalorie 12.
Kalorienbedarf, Begriff 12.
— Bestimmung 14.
Kälte, Einfluß auf den Nährwert 29.
Karellkur 84.
Käse 35.
Kefir 33.
Kochgruppensystem der Diätküche, Hamburg-Eppendorf 118.
Kochkurse, ärztliche 114.
Kochsalz 8.
Kochsalzeinschränkung 84.
Kohlehydrate 3, 4.

Kondensierte Milch 34.
Konservierung von Fleisch und Fischen 29.
Kost zur Erhaltung des Organismus 16.
Kostenberechnung für Diabetikerkost (nach LICHTWITZ) 127 ff.
Kostformen 49 ff.
— allgemeine 50.
— eiweißarme 85.
— kochsalzarme 84.
— Leubesche, modifiziert von PENZOLDT 65.
— Normalkost (I. Form) 50.
— zur Schonung des Verdauungsapparates (II a-Form) 54.
— — II b-Form und III. Form 57.
— Sonderzulagen 57.
— spezielle, bei Berücksichtigung der Säuren- und Basenäquivalente 121.
Krankenernährung 1 ff.
Kreislauforgane, Diät bei Erkrankungen der 83, 119.
Küchenpersonal in der Diätküche 113.
— Ausbildung durch den Lette-Verein, Berlin 115.
Küchentechnik in der Diätotherapie 113.

Lenhartzsche Ulcusdiät, modifiziert von LÜTHJE 68.
Leubesche Kostform, modifiziert von PENZOLDT 65.
Lactose 4.
Lacto-vegetarische Kost 86.
Laevulose 4.
Leberdiät bei perniziöser Anämie 95.
— Leberzulagen 97.

Magensaftabsonderung, Diät bei gesteigerter 63.
Magen- und Darmerkrankungen, Diät bei 61, 119.
Magen- und Zwölffingerdarmgeschwür, Diät 64.
Magerkeit (Überernährung), Diät 92.
Mais 39.
Maltose 4.
Malzzucker 4.
Mandeln 46.
Mastkur nach BORNTRÄGER-SCHALL 93.
— nach PARISER 92.

Mehlfrüchtekost, Faltasche 80.
Menagenständer und -hüllen in der Diätküche 125.
Milch, Nährwert 30.
— — Joghurt oder Ya-Urt 32.
— — Kefir 33.
— — kondensierte 34.
— — Pegnin 32.
— — saure oder dicke 32.
— — süße oder gelabte 32.
Milcherzeugnisse 30.
Milchzucker 4.
Mineralstoffe 7.

Nährstoffe, organ. und anorgan. 3ff.
— Verhältnis von Fetten und Kohlehydraten 17.
Nährstoffbedarf, Bestimmung nach Wärmeeinheiten 12.
Nahrungsmittellehre 26.
Nahrung, Ausnutzung 24.
— Sättigungswert 22.
— Verweildauer im Magen 23.
Nährwert, Beeinflussung durch Hitze, Kälte, Pökeln 29.
— — durch Räuchern 30.
— — durch Salzen 29.
— des Fleisches 28.
— der Dauerwaren aus Fleisch und Fischen 29.
— der Fische 29.
— der Fleischerzeugnisse 30.
— der Milch und Milcherzeugnisse 30.
— der Würste 30.
Nahrungsmittel aus Pflanzen, mit Basenüberschuß 8.
— Nährwert 37.
— mit Säureüberschuß 8.
Neubau von Diätküchen 107.
Nieren und Kreislauforgane, Diät bei Erkrankungen der 83, 119.
Nierenschonungskost nach LICHTWITZ 85.
Nucleoproteine 7.
Nüsse 46.
Normalkost (I. Form) 50.

Obst 44.
Obstdauerwaren 45.
Obstipation, Diät bei atonischer Form 73.
— — bei chronischer habitueller 73.
— — bei spastischer 73.

Obstkonserven 45.
Öle 37.
Organe, innere 28.

PARISER, Mastkur 92.
Petrensche Gemüsekost 79.
Pökeln, Einfluß auf den Nährwert 29.
Probekosten 59.
Proteine 6.
— biologische Wertigkeit 18.

Quark 35.

Rahm 34.
Räuchern, Einfluß auf den Nährwert 30.
Reinkalorien 13.
Reis 39.
RICHTER, Entfettungsdiät 91.
Roggen 39.
Rohkalorien 13.
Rohkost 86.
— nach BIRCHER-BENNER 86.
Rohrzucker 4.

Saccharose 4.
Sago 39.
Sahne 34.
Salze 3, 7.
Salzsäureabsonderung, Diät bei gesteigerter und verminderter 62, 63.
Säureionen 8.
Säuren- und Basenäquivalente, Berücksichtigung in speziellen Kostformen 121.
Säureüberschuß, Nahrungsmittel mit 8.
Sättigungswert der Nahrung 22.
Schonungskost bei Magen- und Darmstörungen 61.
SIPPY, Ulcuskur 68.
Skorbut 10.
Sonderkostformen 61.
Speisebogen in der Diätküche 123.
Stärke als Nährstoff 4.
— (mehl), Nährwert 39.
STRAUSS, Ulcus-Diät 68.

Tapioka 39.
Tee 47.
Teigwaren 40.
Traubenzucker 4.
Trocknen, Einfluß auf den Nährwert 29.
Tuberkulöse, kochsalzarme Kost zur Ernährung 94, 120.

Tuberkuloseerkrankungen, Gerson-Sauerbruchsche Diät 93, 120.

Überernährung bei Magerkeit 92.
Ulcus-Diät nach LENHARTZ, modifiziert von LÜTHJE 68.
— nach SIPPY 68.
— nach STRAUSS 68.
UMBER, Entfettungstabelle 90.

Vegetarische Kost 86.
Verdauung 21.
Verstopfung, Diät bei atonischer Form 73.
— — bei chronischer habitueller 73.
— — bei spastischer 73.
Verweildauer der Nahrung 23.

Vitamine als Nährstoffe 3, 9.
— Folgen bei Mangel 10.
— Wirkung 10.

Wärmeeinheiten, Bestimmung des Nährstoffbedarfes nach 12.
Wärmewert der Nahrung 11.
Wasser als Nährstoff 3, 8.
Weizenmehl 39.
Wirtschaftlichkeit der Diätküchen 126.
Würste 30.

Zucker als Nährstoff 41.
— Nährwert 4.
Zellulose, Bedeutung 20.
— als Nährstoff 5.
Zuckerkrankheit, Diätformen 74.

Additional material from Ernährung Diätküchen Kostformen,
ISBN 978-3-642-89242-4, is available at http://extras.springer.com

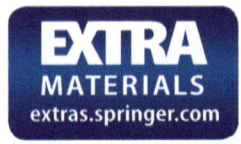

MIX
Papier aus verantwortungsvollen Quellen
Paper from responsible sources
FSC® C105338

If you have any concerns about our products,
you can contact us on
ProductSafety@springernature.com

In case Publisher is established outside the EU,
the EU authorized representative is:
**Springer Nature Customer Service Center GmbH
Europaplatz 3, 69115 Heidelberg, Germany**

Printed by Libri Plureos GmbH
in Hamburg, Germany